Frühchen

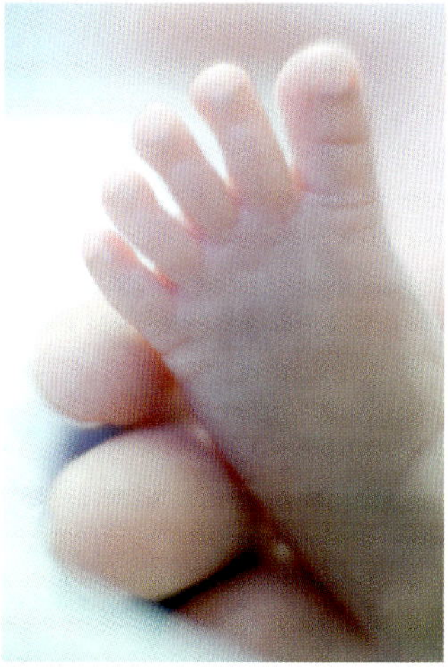

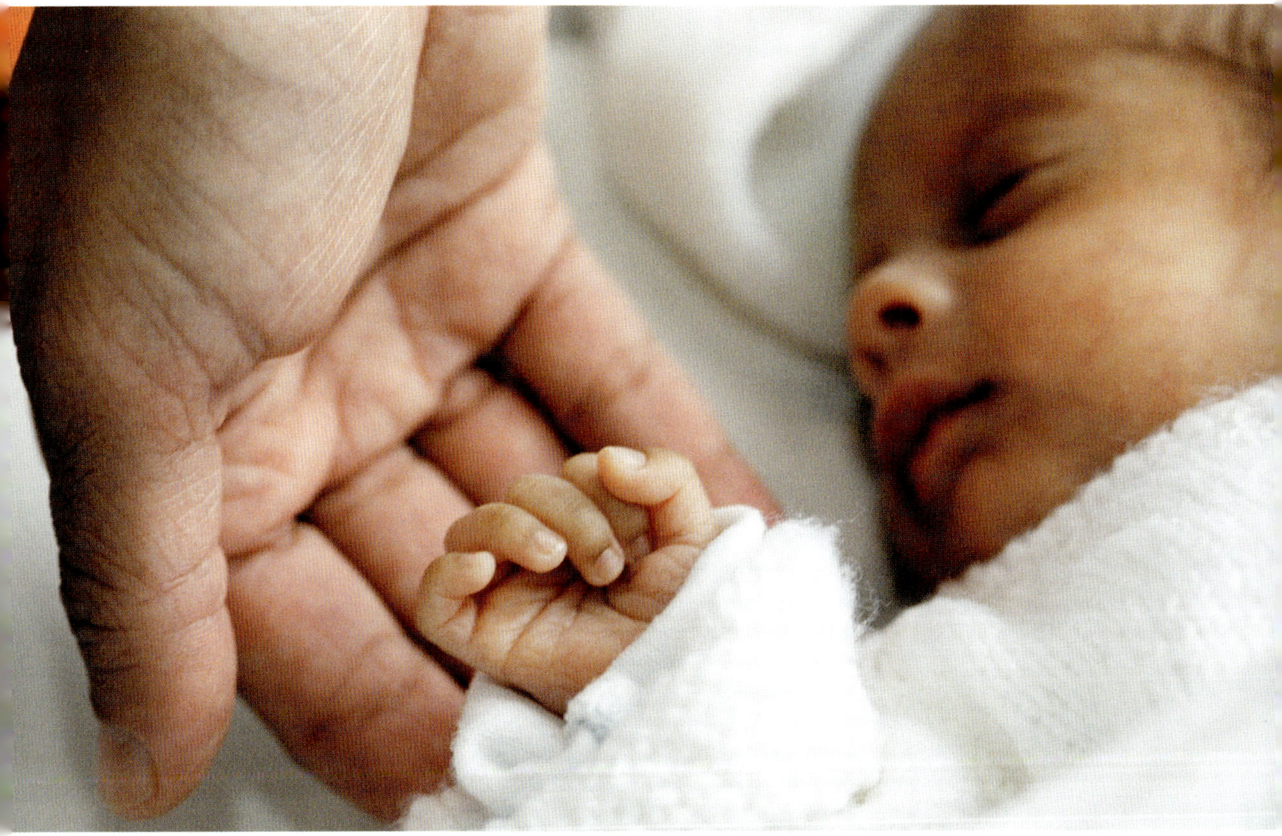

Frühchen

Intensivbetreuung und liebevolle Förderung

Dr. Su Laurent & Maya Isaaks

DORLING KINDERSLEY
London, New York, Melbourne, München und Delhi

Für Felicity Isaaks
21. Juli 1963 – 22. Juli 1963

Cheflektorat Peggy Vance, Dawn Henderson
Redaktion Andrea Bagg, Elizabeth Yeates
Bildredaktion Christine Keilty
Gestaltung und Satz Saskia Janssen
Art Director (Fotografie) Anne Fisher
Fotos Vanessa Davies
Herstellung Tony Phipps, Seyhan Esen

DK Delhi
Redaktion Kokila Manchanda
Bildredaktion Divya Pr
Lektorat Glenda Fernandes
DTP-Manager Sunil Sharma
DTP-Design Anurag Trivedi, Rajdeep Singh

Für die deutsche Ausgabe:
Programmleitung Monika Schlitzer
Projektbetreuung Manuela Stern
Herstellungsleitung Dorothee Whittaker
Herstellung Anna Strommer

Bibliografische Information der Deutschen Bibliothek
Die Deutsche Bibliothek verzeichnet diese Publikation in der Deutschen Nationalbibliografie; detaillierte bibliografische Daten sind im Internet über http://dnb.ddb.de abrufbar.

Titel der englischen Originalausgabe:
Your premature baby

Übersetzung Karin Hofmann
Lektorat Dr. Doortje Cramer-Scharnagl

ISBN 978-3-8310-2230-4

Printed and bound in China by South China Printing Co.Ltd

Besuchen Sie uns im Internet
www.dorlingkindersley.de

Inhalt

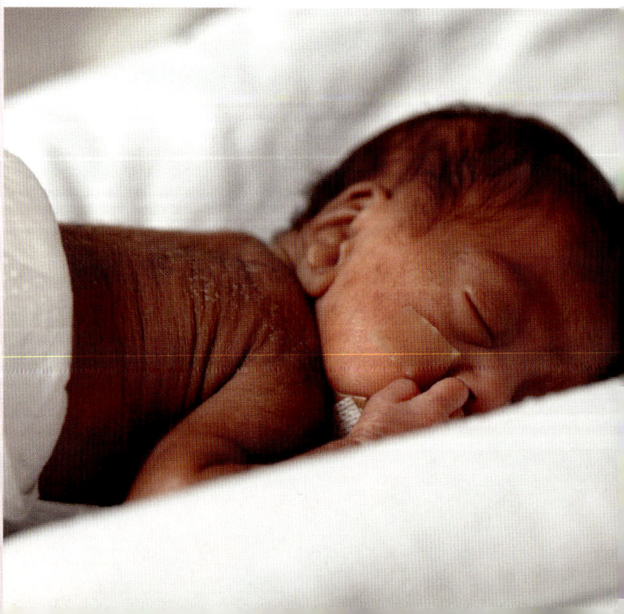

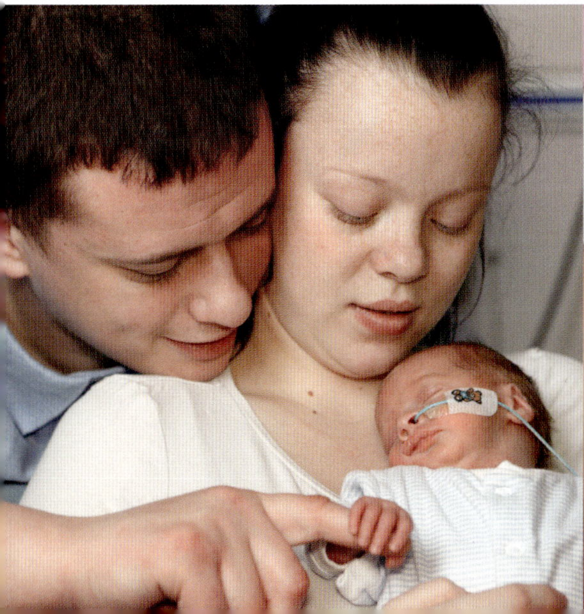

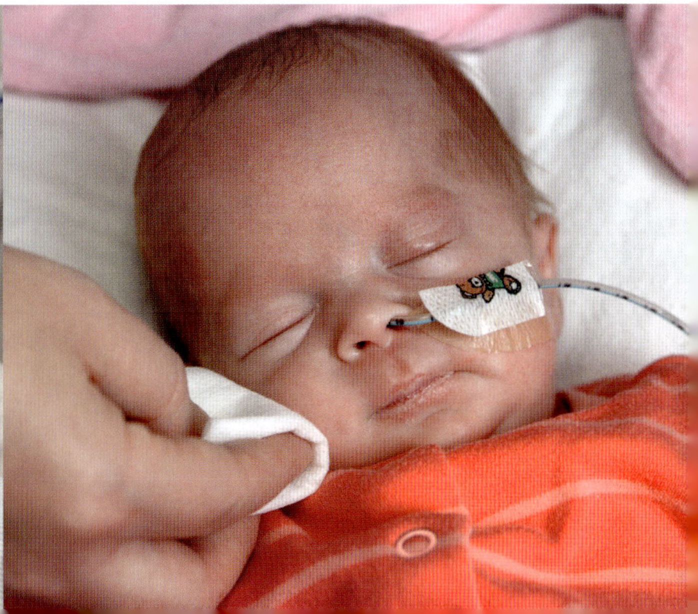

Vorwort

Wenn man die schöne Nachricht erhält, dass ein Baby unterwegs ist, hofft und erwartet man natürlich, dass alles glattgeht und das Baby zur rechten Zeit gesund zur Welt kommt. Für manche werdende Eltern erfüllt sich diese Hoffnung allerdings nicht: Man sagt Ihnen, dass ihr Baby während oder nach der Geburt medizinisch versorgt werden muss.

Dieses Buch ist für Sie, wenn Sie erfahren haben, dass Ihr Baby zu früh geboren werden wird oder einen längeren Aufenthalt auf der Früh- und Neugeborenenstation benötigt. Viele Eltern erzählten uns, sie hätten vor dem ersten Betreten der Station gern genauere Informationen darüber gehabt. Diese Informationen möchten wir Ihnen gerne an die Hand geben.

Das Buch ist auch für Ärzte und Personal der Neonatologie, die mehr darüber erfahren möchten, wie sich Eltern und Babys fühlen und wie man sie am besten während ihrer Zeit in der Klinik und danach unterstützen kann.

Wir schulden den vielen Eltern Dank, die uns ihre Geschichte erzählt und uns erlaubt haben, sie zu zitieren. Ebenso danken wir den Eltern, deren Babys und Kinder wir für dieses Buch fotografieren durften. Auch die Gespräche mit dem Personal und den Therapeuten auf den Früh- und Neugeborenenstationen leisteten einen wichtigen Beitrag zu diesem Buch.

Sie können das Buch von Anfang bis Ende durchlesen oder sich einzelne Kapitel zu bestimmten Themen heraussuchen. Wie auch immer Sie dieses Buch verwenden möchten – wir hoffen, es hilft Ihrem Baby und Ihnen selbst während der Zeit in der Klinik, sodass Sie mit Ärzten und Personal partnerschaftlich zusammenarbeiten und Ihre so wichtige Rolle bei der Pflege Ihres Babys möglichst sorgenfrei übernehmen können.

Su Laurent & Maya Isaaks

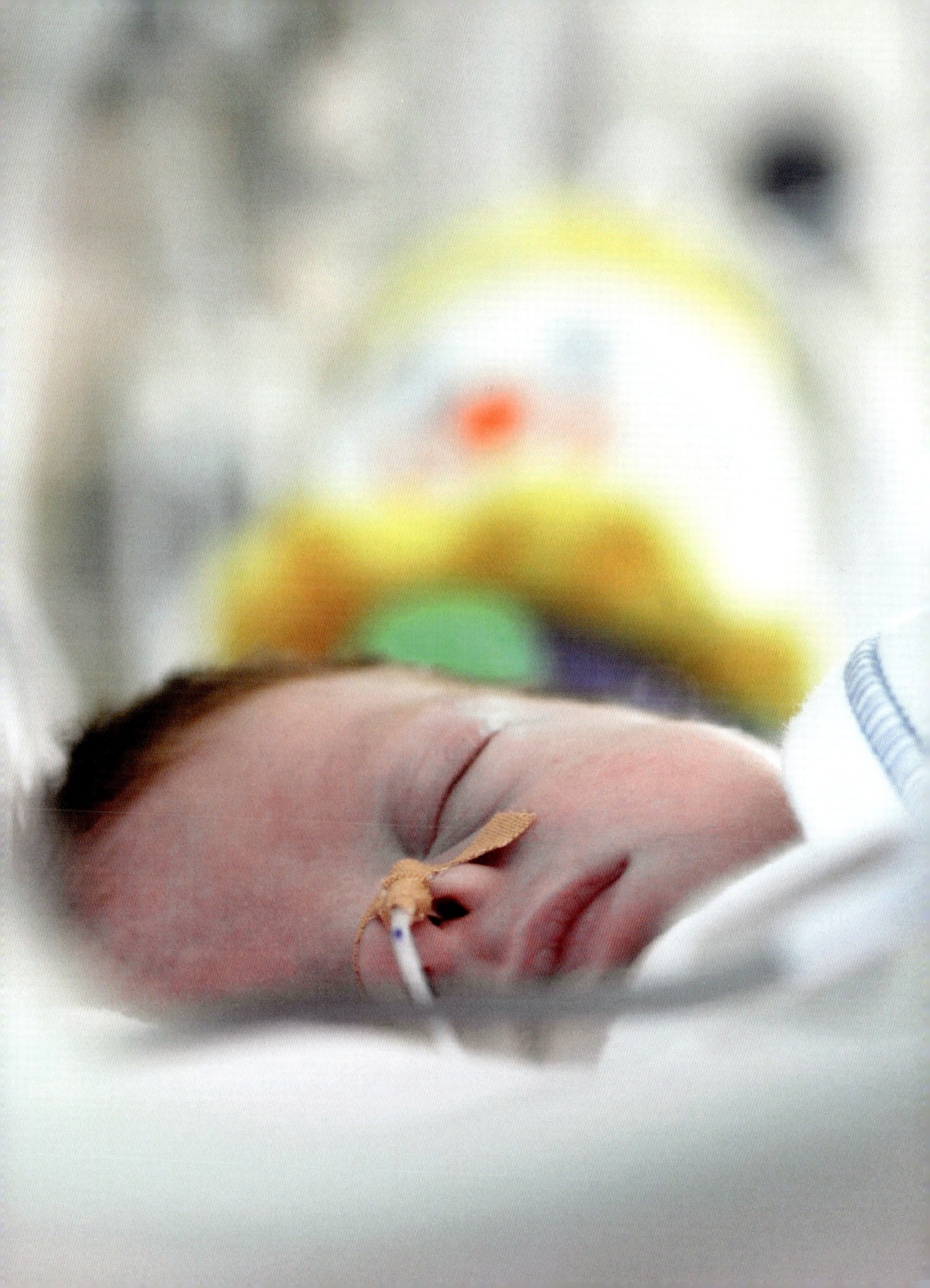

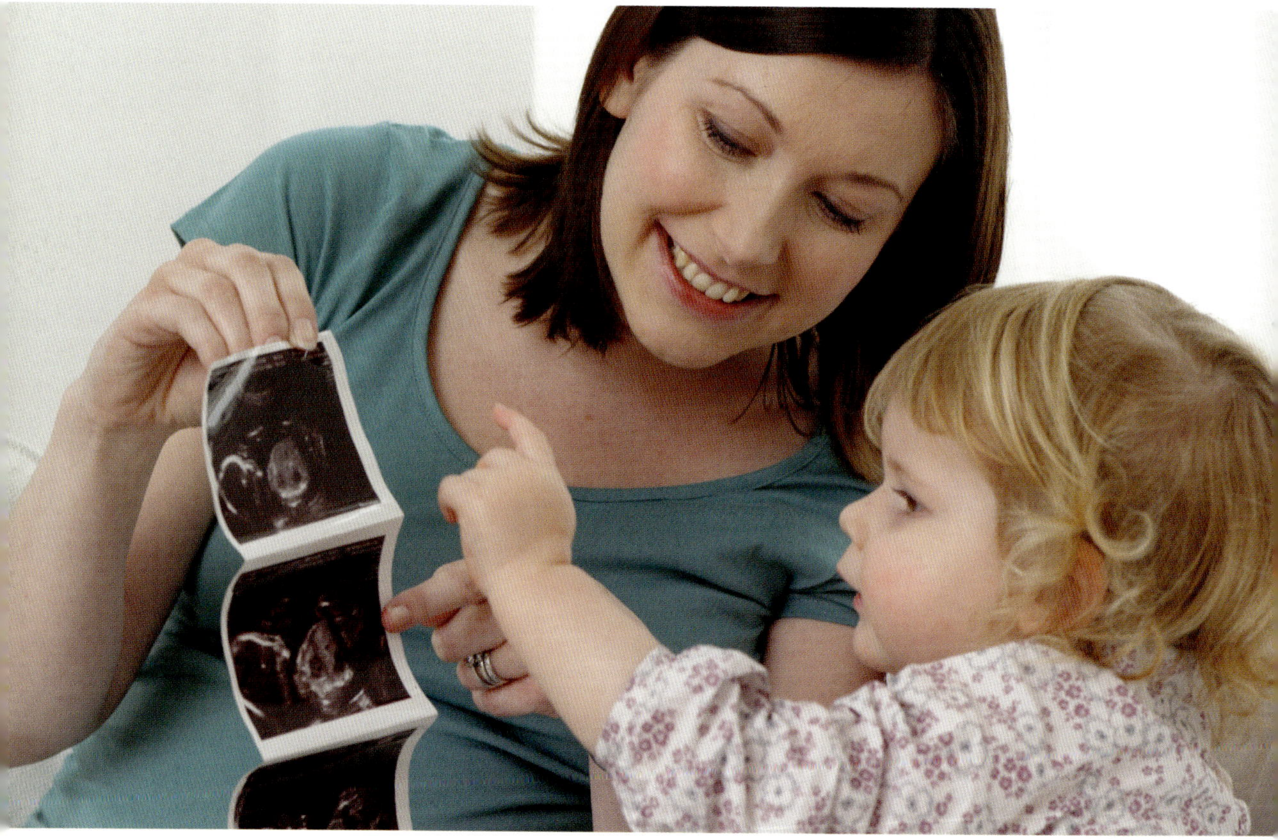

Zu Beginn

Sicher können Sie die Ankunft Ihres Babys kaum erwarten. Das Warten kann aber auch belastend sein, wenn das Risiko einer Frühgeburt besteht. Vertrauen Sie darauf, dass ein erfahrenes Ärzteteam alles tun wird, damit es Ihrem Baby gut geht.

Wann spricht man von Frühgeburt?

Jede Frau hofft auf eine normale Schwangerschaft und dass ihr Baby gesund und zum errechneten Termin geboren wird. Manchmal kommen Babys jedoch früher als geplant zur Welt und brauchen dann spezielle Pflege.

Eine normale Schwangerschaft dauert zwischen 37 und 42 Wochen, gerechnet ab dem ersten Tag der letzten Periode. Wird ein Baby vor der 37. Woche geboren, spricht man von Frühgeburt. In Deutschland kommen etwa 9 % aller Babys zu früh auf die Welt.

Wird ein Baby zu früh geboren, ist sein Körper noch nicht reif genug, um mit den Lebensbedingungen außerhalb des Mutterleibs klarzukommen. Es kann sein, dass es Schwierigkeiten beim Atmen oder Essen hat oder Infektionen noch nicht richtig abwehren kann und deshalb auf der Frühgeborenenstation versorgt werden muss.

Als Eltern werden Sie dann eher mit Komplikationen rechnen müssen, als wenn Ihr Baby termingerecht geboren worden wäre.

Unabhängig davon, ob Sie darauf eingestellt waren oder nicht, kann eine Frühgeburt ein beängstigendes Erlebnis sein. Anstelle der geplanten Entbindung werden Sie plötzlich mit einem ganz anderen Szenario konfrontiert. Seien Sie jedoch versichert, dass das erfahrene medizinische Team, das sich um Sie und Ihr Baby vor, während und nach der Geburt kümmert, alles tun wird, um Sie stets auf dem Laufenden zu halten und für den bestmöglichen Ausgang dieses Ereignisses zu sorgen. Scheuen Sie sich nicht, Fragen zu stellen, denn es ist wichtig, dass Sie verstehen, was in jeder einzelnen Phase geschieht.

Frühe Ankunft Zu früh geborene Babys brauchen Hilfe beim Start ins Leben. Dieses Baby bekommt Sauerstoff und Milch durch Schläuche in Nase und Magen.

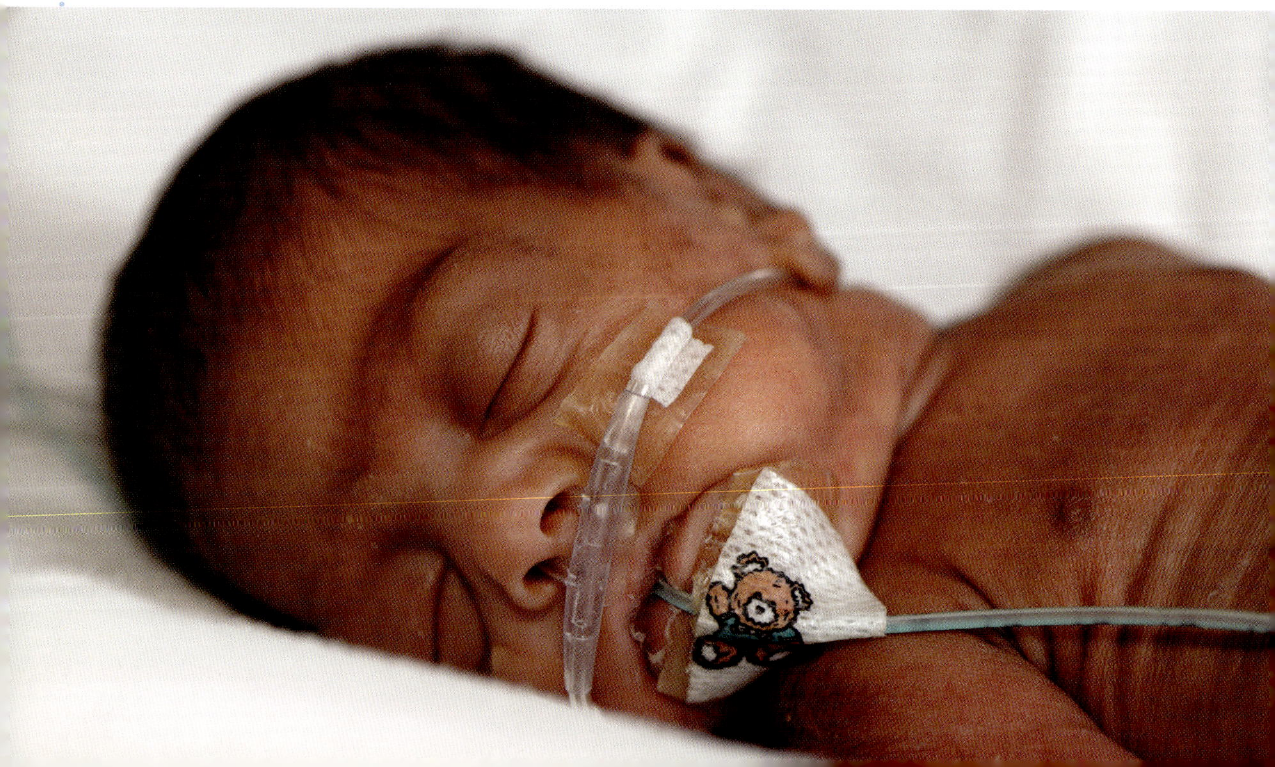

Risiken einer Frühgeburt

Dank der modernen Technik haben sogar schon Babys, die in der 23. Schwangerschaftswoche geboren werden, eine Chance zu überleben. Die Wahrscheinlichkeit von Komplikationen liegt bei ihnen jedoch höher als bei Babys, die näher am Geburtstermin zur Welt kommen.

Ein Baby, das in der 23. Woche geboren wird, hat eine Überlebenschance von 17 %. In der 25. Woche ist diese bereits auf 50 % gestiegen. Bei einem Baby, das in der 28. Woche in einer gut ausgerüsteten Klinik zur Welt kommt, liegt die Überlebenschance bei 90 % und erhöht sich mit jeder weiteren Woche, die das Baby im Mutterleib verbringen darf. Das sind allerdings nur statistische Werte und keine allgemeingültige Vorhersage, denn jedes Baby und jede Geburt ist einzigartig.

Der Uterus ist die sicherste Umgebung für Ihr Baby. Sollten die Wehen zu früh einsetzen, werden die Ärzte daher alles tun, um die Geburt so lange wie möglich hinauszuzögern, damit das Baby weiterhin wachsen und sich entwickeln kann, selbst wenn es nur für ein paar Tage ist – es sei denn, es entsteht dadurch Gefahr für Mutter oder Kind.

Was ist der Unterschied zwischen Frühgeborenen und Mangelgeborenen? Als Frühgeborene bezeichnet man Babys, die vor der 37. Schwangerschaftswoche geboren werden. Als Mangelgeborene (die englische Bezeichnung »small for gestational age«, abgekürzt SGA, setzt sich auch bei uns immer mehr durch) gelten Babys, die gemessen an der Schwangerschaftsdauer zu klein oder zu leicht zur Welt kommen. Grob gesagt, wiegt ein Mangelgeborenes im Allgemeinen weniger als 2500 g.

Es gibt verschiedene Gründe, warum ein Baby bei der Geburt weniger wiegen kann als normal. So ist die Wahrscheinlichkeit, ein SGA-Baby zur Welt zu bringen, zum Beispiel bei sehr jungen oder älteren Müttern, aber auch bei Raucherinnen erhöht. Nicht zuletzt können medizinische Gründe, wie Komplikationen mit der Plazenta, oder aber eine Mehrlingsschwangerschaft die Ursache sein.
Zur Diagnose, ob ein Baby zu klein ist, zieht der Arzt auch die genetische Disposition in Betracht. Manche ethnischen Gruppen haben von Natur aus kleinere Babys, oder aber die Eltern sind selbst nicht besonders groß. In solchen Familien würde ein 2300 g schweres Baby, das ansonsten gesund ist, nicht als Mangelgeborenes eingestuft werden.

Insgesamt ist die Schwangerschaftsdauer wichtiger als das Geburtsgewicht des Babys. Ein Baby, das in der 26. Woche geboren wird und 600 g wiegt, ist ein Mangelgeborenes. Aber es hat bessere Chancen als ein 600 g schweres Baby, das schon in der 25. Woche geboren wird, auch wenn dieses kein SGA-Baby ist.

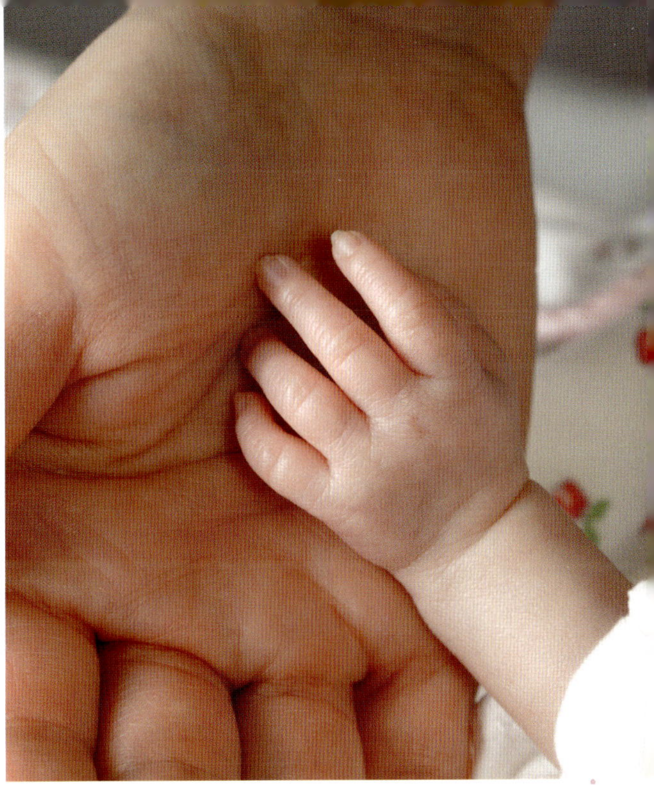

Fürsorge Ihr Frühgeborenes muss noch viel wachsen. Neben genauer Überwachung und medizinischer Pflege braucht es auch Ihre beruhigende Anwesenheit.

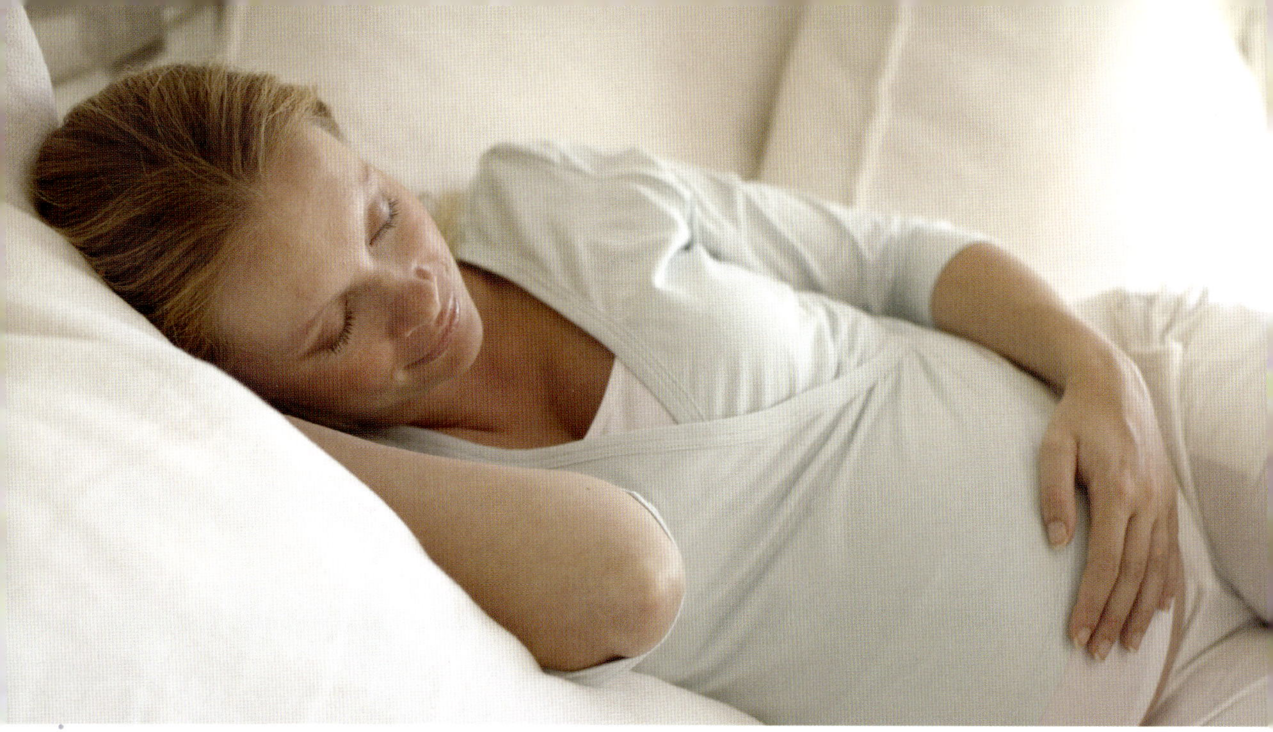

Das Baby kommt früher als geplant

Viele werdende Eltern trifft die verfrühte Ankunft ihres Babys überraschend. Bei medizinischen Komplikationen oder bei einer Mehrlingsschwangerschaft werden Sie jedoch meistens vom Arzt vorgewarnt, dass eine Frühgeburt möglich ist.

Während der Schwangerschaft hat man Ihnen vielleicht gesagt, dass Ihr Baby zu früh zur Welt kommen wird oder zunächst eine Zeit lang auf der Neugeborenenstation versorgt werden muss. Eventuell wurde im Mutterleib eine Krankheit oder eine Komplikation diagnostiziert, die nach der Geburt behandelt oder operiert werden muss.

Egal aus welchen Gründen – die Nachricht, dass Sie Ihr Baby nach der Geburt nicht gleich mit nach Hause nehmen dürfen, ist verständlicherweise sehr bedrückend. Aus diesem Grund sollten Sie sich genau informieren, was bei der Geburt und kurz danach passieren wird. Fragen Sie so lange nach, bis Sie befriedigende Antworten erhalten haben. Je besser Sie Bescheid wissen, desto leichter werden Sie mit der Situation umgehen können.

Wenn vor der Geburt noch Zeit bleibt, sollten Sie der Klinik einen Besuch abstatten. Man kann Ihnen dort zeigen, wie Ihr Baby vermutlich aussehen wird und wie groß es sein wird. Sie sehen die Geräte, mit denen Frühgeborene versorgt werden, und können fragen, wie lange Ihr Baby wohl in der Klinik bleiben muss. Auch wenn alles am Anfang etwas beängstigend wirkt, werden Sie sich beruhigter fühlen, wenn Sie wissen, dass sich Ihr Baby in guten Händen befinden wird.

Ausruhen Wenn Sie schon wissen, dass Ihr Kind früher zur Welt kommen wird, ruhen Sie sich aus. Organisieren Sie eine Hilfe für Ihre anderen Kinder.

Falls keine Zeit mehr für eine Klinikbesichtigung ist, wird Sie einer der speziell ausgebildeten Kinderärzte, die sich nach der Geburt um Ihr Baby kümmern werden, auf der Entbindungsstation besuchen und Ihnen erklären, was Sie erwartet. Er wird versuchen Sie zu beruhigen, aber Ihnen auch ehrlich Auskunft über die Chancen Ihres Kindes geben, falls es extrem früh zur Welt kommt oder an einer schweren Krankheit leidet. Ihr Partner oder zumindest jemand, dem Sie vertrauen, sollte bei diesem Gespräch anwesend sein, damit Sie vor Aufregung nicht vergessen, wichtige Fragen zu stellen. Manche Fragen lassen sich jedoch nicht im Vorfeld beantworten, da die Situation oft erst eindeutig wird, wenn das Baby geboren wurde. Für manche glücklichen Eltern erweist sich die Angst vor einer Frühgeburt sogar als völlig unbegründet, weil das Baby schließlich doch erst zum errechneten Termin kommt.

» Wir wussten, dass unser Sohn früher kommen wird, aber nicht, wie sehr wir uns um ihn sorgen würden und wie traumatisch das alles sein kann. «

Frank, Vater von Jonas

Während der Geburt Manchmal treten trotz komplikationsloser Schwangerschaft während der

MEINE GESCHICHTE

Anja erzählt ...

» Ich war in der 31. Woche und wusste, irgendetwas stimmte nicht. Also rief ich in der Klinik an. Mein Blutdruck war erhöht und da ich bei meinem ersten Sohn Präeklampsie hatte, sagten sie, ich solle kommen.

Zuerst wurde mein Blutdruck gemessen, dann hieß es ›Wir überprüfen kurz das Baby‹. Seine Herztöne waren so schnell, dass sie dachten, das Gerät sei kaputt. Eine sehr erfahrene Hebamme kam dazu und fragte, ob das schon lange so ginge. Ich sagte ›immer mal wieder‹, und innerhalb von Sekunden kam ein Arzt hereingestürzt. Der Herzschlag meines Babys lag bei 280, sollte aber nur 160 betragen. Man bat mich, meine Ohrringe herauszunehmen. Sie holten mein Baby umgehend per Kaiserschnitt, ich durfte es nur kurz sehen, dann wurde es auf die Intensivstation gebracht und beatmet.

Ab da erlebte ich eine emotionale Achterbahnfahrt, denn es dauerte eine gewisse Zeit, bis man erkannte, dass Fabian unter einer supraventikulären Tachykardie (SVT) litt. Das bedeutet, sein Herzschlag kann innerhalb von Sekunden auf das Doppelte ansteigen. Außerdem war er ja auch eine Frühgeburt. Ich dachte die ganze Zeit, er müsse sterben, denn ich konnte mir nicht vorstellen, wie so ein Winzling überleben könne, wenn sein Herz ständig zu rasen anfängt. Der einzige Hoffnungsschimmer war, dass er als Frühchen mit 31 Wochen bereits 1800 g wog. «

Anja, Mutter von Fabian

Geburt Probleme auf oder die Wehen setzen zu früh ein. Plötzlich gerät der lang vorbereitete Geburtsplan durcheinander, die Geburtshelfer müssen nun ständig Ihre Wehen oder die Herztöne des Babys überwachen. Es bleibt keine Zeit, sich auf solche traumatischen Veränderungen vorzubereiten, aber Sie können sicher sein, dass das Geburtsteam um Sie herum sein Bestes für Sie und Ihr Baby tun wird. Gibt es Anzeichen dafür, dass Ihr Ungeborenes Probleme hat, etwa durch eine Veränderung der Herztöne, kann ein Kaiserschnitt notwendig werden. Wenn genügend Zeit ist, wird er mit einer Lokalanästhesie durchgeführt. Muss es jedoch schnell gehen, weil Sorge um das Wohl des Babys besteht, bekommen Sie eine Vollnarkose.

Ob natürliche Geburt oder Kaiserschnitt, man wird versuchen, Sie über alles, was geschieht, auf dem Laufenden zu halten und Ihnen, wenn möglich, Ihr Baby zeigen, bevor es auf die Neugeborenenstation gebracht wird.

Es kann sein, dass ein Baby reanimiert werden muss, wenn es während der Geburt unter Sauerstoffmangel litt oder Mekonium eingeatmet hat. Dies ist der teerartige erste Stuhlgang des Babys, den es schon vor der Geburt absetzt, wenn es unter Stress steht. Zu den Maßnahmen gehört auch die

» Ich sah sie nicht, als sie geboren wurde. Ich hatte eine Plazentaablösung und sie war in schlechter Verfassung. Alles musste schnell gehen. «

Karolin, Mutter von Anna

Habe ich Wehen?

Sollten Sie vor der 37. Schwangerschaftswoche eines dieser Anzeichen an sich entdecken, müssen Sie unbedingt sofort einen Arzt aufsuchen:

- Rosafarbener oder brauner Ausfluss. In der Schwangerschaft versperrt ein Schleimpfropf den Muttermund, sodass keine Bakterien zum Baby hineingelangen können. Rosafarbener oder brauner Ausfluss kann bedeuten, dass dieser Schleimpfropf sich gelöst hat und die Geburt bald beginnt.
- Abgang von Fruchtwasser. Wenn die Fruchtblase, die das Baby schützend umgibt, reißt oder platzt, macht sich das durch den Abgang von Fruchtwasser bemerkbar. Es kann leicht tröpfeln oder sich in einem Schwall ergießen. In jedem Fall müssen Sie Arzt oder Hebamme informieren.
- Regelmäßige Kontraktionen, die sich zu Beginn wie Regelschmerzen anfühlen können und im Lauf der Zeit an Intensität und Häufigkeit zunehmen.

Sie sollten auch umgehend ärztlichen Rat einholen, wenn Sie eines der folgenden Symptome bemerken. Sie müssen nicht bedeuten, dass die Geburt bevorsteht, können aber Anzeichen für andere Probleme sein und sollten deshalb sofort untersucht werden:

- Schmerzen im Unterleib
- Vaginale Blutung
- Schmerzen im unteren Rücken
- Starke Kopfschmerzen oder Sehstörungen
- Verminderte Kindsbewegungen

Gabe von Sauerstoff, das Absaugen von Nase und Mund sowie Stimulation, etwa durch sanftes Reiben des Körpers. Manchmal atmet ein Baby nach der Geburt überhaupt nicht und benötigt etwas mehr Hilfe (siehe Seite 30).

Gelegentlich wird ein Baby auch mit einem Leiden geboren, das in der Schwangerschaft nicht entdeckt wurde, wie etwa einem Herzfehler. Auch in so einem Fall muss es auf der Neugeborenenstation behandelt werden.

Nach der Entbindung Es kommt vor, dass zunächst alles normal verläuft. Das Baby wird relativ termingenau geboren, seine Apgar-Werte (siehe Seite 20) sind gut und die Hebamme ist zufrieden. Doch dann gibt es plötzlich Komplikationen. Vielleicht bemerken Sie selbst, dass das Baby sich komisch verhält, blau anläuft oder dass irgendetwas anderes nicht stimmt. Oder aber die Hebamme entdeckt zum Beispiel Hinweise darauf, dass das Baby das Down-Syndrom haben könnte. In diesem Fall sollte sie Ihnen Ihre Befürchtungen ehrlich mitteilen und Sie darüber aufklären, was nun passieren wird. Man sollte Ihnen gestatten, Fragen zu stellen und Sie beruhigen, dass Ihr Baby in guten Händen ist. Manchmal wird das Baby für Tests oder zur Beobachtung vorübergehend auf die Neugeborenenintensivstation gebracht, kann dann aber zur Weiterbeobachtung oder -behandlung zurück zu Ihnen auf die Wochenbettstation.

Wenn das Baby zur genaueren Überwachung auf der Intensivstation bleiben muss, kann das ein schwerer Schlag für Sie sein. Schließlich hatten Sie keine Zeit sich darauf vorzubereiten und haben vermutlich schon Freunden und Familie mitgeteilt, dass mit dem Baby alles in Ordnung ist.

Was auch immer auf Sie zukommt: Sie werden besser mit den vor Ihnen liegenden Tagen oder Wochen umgehen können, wenn Sie verstanden haben, was geschieht.

MEINE GESCHICHTE

Claudia erzählt ...

» Ich war schwanger mit eineiigen Zwillingen, als in der 23. Woche plötzlich die Fruchtblase platzte. Man machte mir nicht viel Hoffnung, dass meine Zwillinge überleben würden, gab mir aber Kortison, um die Lungenreifung der beiden zu fördern. Am darauffolgenden Morgen setzten die Wehen ein und ich hatte eine natürliche Geburt. Lukas wurde tot geboren, Elias ging es sehr schlecht. Man brachte ihn auf die Intensivstation, wo er an Schläuche angeschlossen wurde und viele Medikamente erhielt. Er war winzig, schwer krank und ich war unglaublich verzweifelt. Da ich nicht damit gerechnet hatte, einen der beiden behalten zu können, bin ich jetzt umso glücklicher, dass Elias gerettet wurde. «

Claudia, Mutter von Elias

Willkommen im Leben Auch bei einer Frühgeburt ist es möglich, dass Papa die Nabelschnur durchschneidet und dabeibleibt, wenn das Baby untersucht wird.

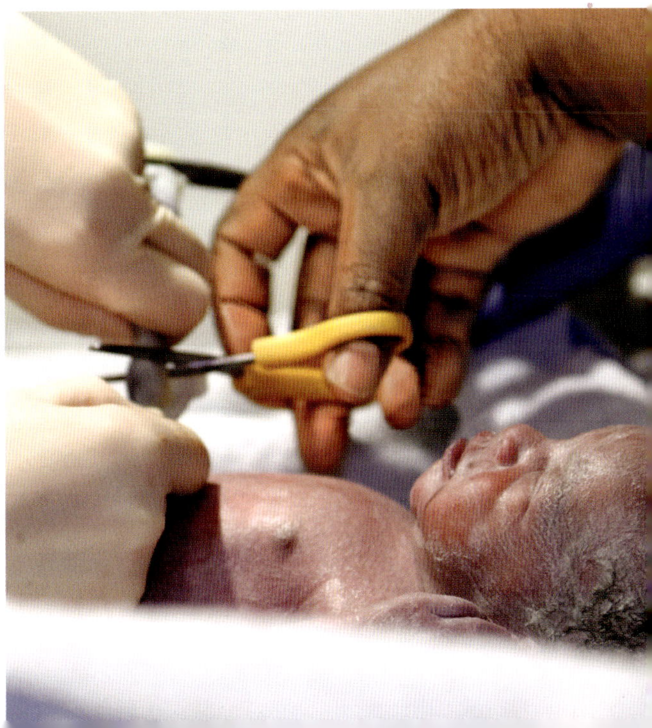

Warum passiert das ausgerechnet uns?

Diese Frage stellen sich werdende Eltern stets zuerst. Oft weiß auch der Arzt keine Antwort. Man kann kaum etwas tun, um eine Frühgeburt zu verhindern – daher brauchen Sie wirklich keine Schuldgefühle zu haben.

Mütter machen sich oft Sorgen, dass sie in der Schwangerschaft etwas getan haben, was die Frühgeburt oder andere Komplikationen verursacht hat. Oder sie fühlen sich schuldig und denken, ihr Körper hätte versagt. Auf Fragen wie »Was habe ich falsch gemacht?«, »Warum bekam mein Baby diese Infektion?«, »Habe ich in der Schwangerschaft zu viel Sport getrieben?«, »Hätte ich mich mehr schonen sollen?« gibt es oft keine Antwort. Nur äußerst selten hätte ein verändertes Verhalten während der Schwangerschaft eine Frühgeburt verhindern können.

» Ich war mir sicher, dass ich etwas falsch gemacht hatte. Ich brauchte jemanden, der mir versicherte, es sei nicht mein Fehler gewesen. «

Karolin, Mutter von Anna

Schuldgefühle Natürlich fragt man sich als Mutter, warum das Baby zu früh geboren wurde. Doch meistens gibt es dafür keinen medizinisch erkennbaren Grund.

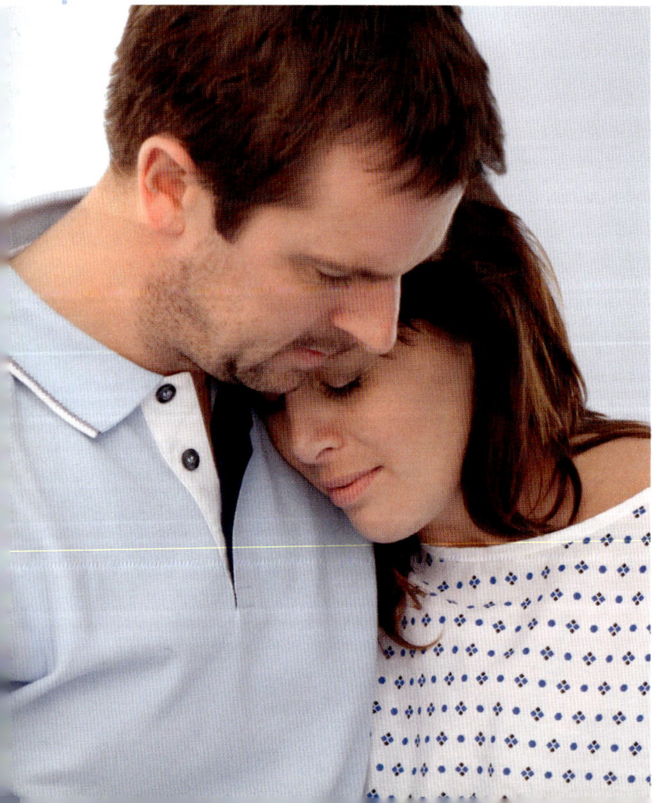

Wenn Sie sich selbst auch Vorwürfe machen, sollten Sie sich immer vor Augen halten, dass das, was mit Ihrem Baby geschehen ist, nicht Ihre Schuld ist. Ihr Partner sollte Ihnen jetzt liebevoll zur Seite stehen und Ihnen klarmachen, dass Sie für den Ausgang der Schwangerschaft nicht verantwortlich sind.

Die Ärzte wissen oft selbst nicht, warum ein Baby zu früh geboren wird. Sie können nicht einmal mit Bestimmtheit sagen, was die Geburtswehen auslöst – egal ob zum errechneten Datum oder nicht. Eine Mutter kann das erste Baby zu früh zur Welt bringen und bei der nächsten Schwangerschaft völlig termingerecht entbinden. Wenn Sie allerdings schon eine Frühgeburt hatten, ist das Risiko beim nächsten Mal erhöht, dass es wieder zu einer vorzeitigen Geburt kommt. Studien zufolge liegt die Wahrscheinlichkeit bei 20–50 %, doch auch dies sind selbstverständlich nur statistische Werte.

Manchmal ist der Auslöser einer Frühgeburt ein physisches Trauma, etwa ein Autounfall. Auch Gewalterfahrungen können eine verfrühte Geburt verursachen. In den allermeisten Fällen verläuft die Schwangerschaft jedoch ganz normal und dennoch setzen die Wehen viel zu früh ein.

Mögliche Gründe für eine Frühgeburt

Bei 40 % aller Frühgeburten sind die Auslöser nicht bekannt. Für die anderen 60 % kommen verschiedene Ursachen infrage. Einige davon führen zu verfrühten Wehen, andere machen es erforderlich, dass das Baby aus gesundheitlichen Gründen sofort entbunden wird.

- Krankheit der Mutter wie Bluthochdruck, Diabetes oder manche Infektionen.
- Eine Mehrlingsschwangerschaft. Zwillinge kommen zu 50 % zu früh zur Welt, Drillinge sogar zu fast 90 %.
- Rauchen während der Schwangerschaft.
- Plazentaablösung. Dabei löst sich die Plazenta von der Gebärmutterwand, sodass das Baby nicht mehr genug Sauerstoff und Blut erhält.
- Präeklampsie. Die werdende Mutter entwickelt Bluthochdruck und scheidet Eiweiß im Urin aus. Das kann die Blutversorgung des Babys einschränken und ist potenziell gefährlich für die Mutter.
- Zervixinsuffizienz (Muttermundschwäche). Wenn der Muttermund zu schwach ist und sich durch das Gewicht des Babys zu öffnen beginnt, kann eine Frühgeburt manchmal auch durch das Zubinden (Cerclage) des Muttermundes nicht verhindert werden.
- Komplikationen wie zu wenig oder zu viel Fruchtwasser, eine Infektion oder wenn das Ungeborene bereits im Mutterleib gestorben ist.

Bitte machen Sie sich immer wieder klar, dass in den meisten Fällen eine Frühgeburt durch nichts, was Sie hätten tun oder unterlassen können, verhindert worden wäre.

ZWILLINGE UND DRILLINGE

Zwillings-Transfusionssyndrom

Das Zwillings-Transfusionssyndrom tritt nur bei eineiigen Zwillingen auf, zwischen denen sich eine direkte Gefäßverbindung entwickelt hat. Dabei kann es passieren, dass der eine Zwilling zu viel Blut, der andere zu wenig erhält. Das kann gefährlich werden, sodass die Babys vorzeitig entbunden werden müssen.

Nach der Geburt ist der Zwilling, der zu wenig Blut erhielt, oft klein und anämisch, der andere ist groß und weist oft einen erhöhten Blutdruck auf. Der anämische Zwilling erhält dann eine Bluttransfusion, beim anderen wird die Blutmenge reduziert. Wird das Syndrom schon vor der Geburt erkannt, kann durch Laserbehandlung der Blutfluss von einem Zwilling zum anderen blockiert werden.

Identisch Nur eineiige Zwillinge teilen sich eine Plazenta und können ein Zwillings-Transfusionssyndrom entwickeln, allerdings ist die Wahrscheinlichkeit gering.

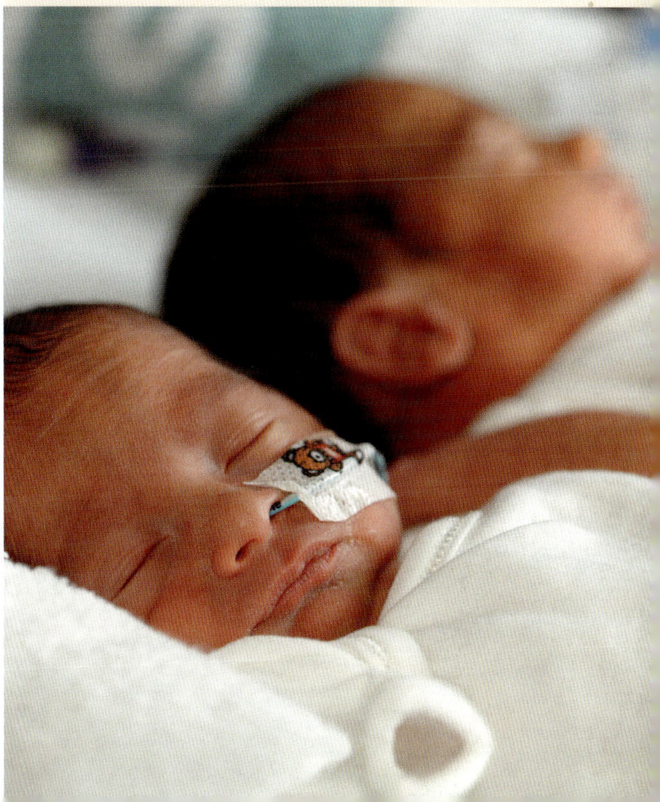

Wie wird mein Baby aussehen?

Ihr Frühgeborenes wird anders aussehen als voll ausgetragene Babys. Es wird kleiner sein und auch weniger Körperfett haben. Je nachdem, wie früh es geboren wird, ist seine Haut sehr dünn und mit feinem Haarflaum überzogen.

Eltern sorgen sich oft, wie ihr Frühgeborenes wohl aussehen mag. Sie können jedoch sicher sein, dass sein Körper voll ausgebildet sein wird, egal wie früh es zur Welt kommt. Sein Aussehen wird davon abhängen, in welcher Schwangerschaftswoche es geboren wird. Der Arzt orientiert sich bei der Beurteilung des Entwicklungsstandes an folgenden Merkmalen:

Augen Mit 25 Wochen können die Augen des Babys schon offen sein, vielleicht sind die Lider aber auch noch miteinander verwachsen. Mit 30 Wochen sind die Augen jedoch definitiv geöffnet.

Ohren Der Ohrknorpel entwickelt sich erst in der 35. Woche. Bis dahin sind die Ohren weich und können leicht umgeklappt werden.

Falten in Handflächen und Fußsohlen Hände und Füße eines 25 Wochen alten Babys sind glatt. Mit 30 Wochen weisen sie einige wenige Falten auf. Ab der 35. Woche haben sie schon viel mehr Falten.

Brustwarzen Mit 25 Wochen sehen die Brustwarzen noch sehr unterentwickelt und flach aus. Mit 35 Wochen ähneln sie bereits denen eines voll ausgetragenen Babys. Bei einem 30 Wochen alten Baby liegt der Entwicklungsstand irgendwo dazwischen.

Genitalien Bei einem 25 Wochen alten Jungen sind die Hoden noch nicht ertastbar, das Skrotum ist klein und glatt. Mit 30 Wochen kann man die Hoden wahrscheinlich, mit 35 Wochen ganz sicher fühlen. Bei einem Mädchen mit 25 Wochen bedecken die äußeren Schamlippen die inneren noch

» Max kam wie Lina zu früh zur Welt. Ich wusste genau, wie er aussehen würde, nämlich wie ein kleines, mageres Hühnchen. Er hatte so winzige Arme und Beine. «

Sara, Mutter von Lina und Max

Falten Ein Baby, das mit 25 Wochen geboren wurde, hat kaum Falten an Händen und Fußsohlen. Mit 35 Wochen dagegen weist es schon viel mehr Falten auf.

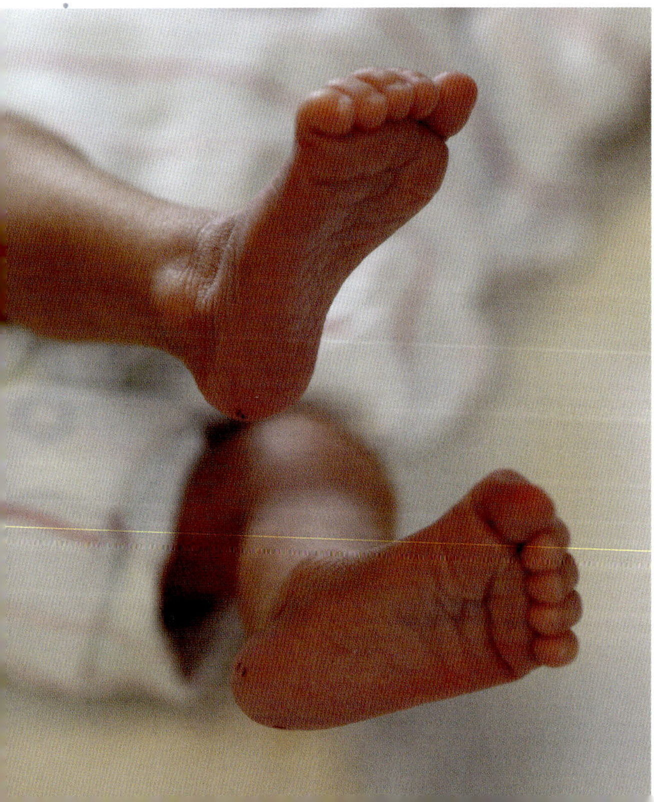

nicht. Mit 30 Wochen sind sie fast, mit 35 Wochen ganz sicher völlig bedeckt.

Haut Je früher das Baby geboren wird, desto dünner und gelatineartiger ist seine Haut.

Adern Wegen der dünnen Haut treten die Blutgefäße bei einem Frühgeborenen deutlich zutage. Je näher am errechneten Termin das Baby geboren wird, desto weniger wird man seine Adern sehen.

Lanugo Das ist der feine Haarflaum, der den Körper des Babys im Mutterleib bedeckt. Normalerweise ist er bis zum Geburtstermin vollständig verschwunden. Extrem früh geborene Babys haben noch kein Lanugohaar entwickelt, andere Frühgeborene können dagegen ziemlich stark behaart sein.

Vernix Bei frühgeborenen Babys ist keine Vernix (Käseschmiere) vorhanden, jene fettige Substanz, welche die Haut im Mutterleib schützen soll.

Beweglichkeit Je früher das Baby geboren wird, desto geschmeidiger ist es. Der Arzt wird einige Tests durchführen, etwa wie weit sich sein Arm über den Körper legen lässt und wie nahe es mit den Fersen an die Ohren kommt.

Muskelspannung Legt man ein 25 Wochen altes Baby quer über die Hand, klappt sein Körper schlaff zusammen. Mit 35 Wochen versucht es dagegen, Arme und Beine hochzuhalten.

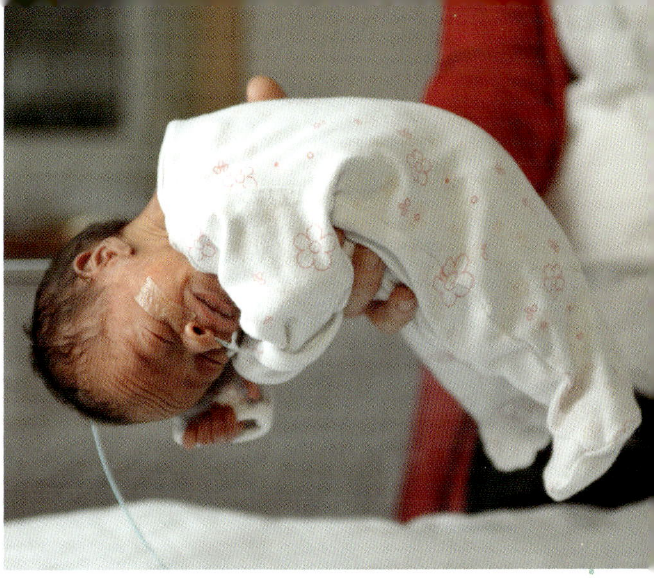

Körperspannung Wird ein Frühgeborenes mit dem Gesicht nach unten gehalten, klappt es schlaff zusammen. Ihm fehlt die Kraft, um Kopf oder Glieder hochzuhalten.

Reflexe

Babys werden mit primitiven Reflexen geboren, die in den ersten Lebensmonaten von selbst verschwinden. Solche unwillkürlichen Reaktionen helfen allen neugeborenen Säugetieren beim Überleben, obwohl einige davon für Menschenbabys nicht mehr relevant sind.

Zu den wichtigsten Reflexen zählen der Greifreflex, durch den das Baby instinktiv zugreift, wenn man ihm einen Finger in die Handfläche legt, der Moro-Reflex, der das Baby dazu bringt, die Arme auszustrecken, wenn sein Kopf zurückfällt, sowie der Schreitreflex, bei dem das Baby einen Fuß vor den anderen setzt, wenn man es so hält, dass seine Füße eine Unterlage berühren. Diese Reflexe zeigen an, dass das Nervensystem des Babys gut funktioniert. Sie sind für gewöhnlich ab der 30. Woche vorhanden, aber es kommt auch vor, dass schon 25 Wochen alte Babys einige davon besitzen. Der Saugreflex ist allerdings mit 25 Wochen noch nicht ausgeprägt, deshalb kann dann noch nicht gestillt werden. Mit 35 Wochen oder auch schon einige Wochen früher sollte das Baby jedoch unbedingt an die Brust gelegt werden, und sei es nur wegen des Gefühls und des Geruchs, falls es noch nicht trinken kann.

Reife-Scores

Innerhalb von 24 Stunden nach der Geburt kann man den Entwicklungsstand des Babys anhand verschiedener Kriterienlisten, sogenannter Reife-Scores, prüfen. Der Dubowitz-Score zum Beispiel ist hilfreich, wenn das Gestationsalter nicht ganz klar ist. Dabei werden alle Merkmale untersucht, die hier bereits aufgeführt wurden. Wenn Sie also sehen, wie der Arzt den Fuß Ihres Babys in Richtung Ohr bewegt oder es an den Armen hochzieht, um zu prüfen, wie weit sein Kopf zurückfällt, ist das kein Grund zur Beunruhigung.

Was geschieht bei einer Frühgeburt?

Wenn ein Baby zu früh geboren wird, steht ein Spezialistenteam mit technischer Ausrüstung bereit, um dem Baby sofort alle medizinische Hilfe zukommen zu lassen, die es braucht.

Bei einer Frühgeburt oder wenn bereits im Vorfeld vermutet wird, dass der Zustand des Babys problematisch sein könnte, stehen Ihnen bei der Entbindung in der Regel ein oder zwei Kinderärzte sowie eine Kinderkrankenschwester zur Seite. Bei mehr als einem Baby erhöht sich die Zahl des Fachpersonals. Außerdem wird ein sogenannter offener Inkubator, eine Art Wärmebett mit Möglichkeiten zur Absaugung, Beatmung und Überwachung des Babys, bereitgestellt.

Minute, fünf Minuten und zehn Minuten nach der Geburt geprüft. Man nennt das den Apgar-Test, er wird bei jedem Neugeborenen durchgeführt. Jedem dieser Kriterien wird ein Wert zwischen Null und Zwei zugeordnet. Alle Werte zusammengezählt ergeben dann den Apgar-Wert, der maximal zehn betragen kann. Viele Neugeborene haben in der ersten Minute einen niedrigeren Apgar-Wert, nach fünf Minuten jedoch einen guten bis sehr guten Wert.

» Ich konnte nicht glauben, was da vor sich ging. Es war, als würde das alles jemand anderem passieren. «

Sara, Mutter von Lina und Max

Auch wenn es sich befremdlich anhört: Ihr Baby wird in Plastikfolie eingehüllt zum Inkubator getragen, weil es auf diese Weise am wenigsten auskühlt und austrocknet. Bei einer vaginalen Geburt steht der Inkubator wahrscheinlich im Kreißsaal, bei einem Kaiserschnitt kann er sich im Operationssaal oder in einem kleinen Raum direkt nebenan befinden. Auf alle Fälle wird er nicht weit weg vom Ort der Geburt sein und Sie werden Ihr Baby so schnell wie möglich zu sehen bekommen. Wenn die Mutter nicht in der Lage ist, alles mitzuverfolgen und zu beobachten, wird ihr Partner ihr berichten können, was vor sich geht.

Sobald das Baby geboren ist, wird eine Uhr gestartet, damit das Team den jeweiligen Zustand des Babys zeitlich exakt bestimmen kann. Herzschlag, Hautfarbe, Reflexe und Atmung werden eine

Der erste Atemzug Wenn das Baby nicht von selbst atmet, wird es dabei unterstützt. Dazu legt man ihm eine Maske über Mund und Nase und drückt mithilfe eines Beatmungsbeutels Luft in die Lungen. Meistens genügt diese kleine Starthilfe, das Baby beginnt von selbst zu atmen und ein Intubieren ist nicht nötig.

Bei sehr früh geborenen Babys, die noch nicht in der Lage sind, von selbst zu atmen, muss über Nase oder Mund ein feiner Schlauch (Endotrachealtubus) durch die Luftröhre und zwischen den Stimmbändern hindurch bis in die Lunge eingeführt werden. Auf diese Weise kann Sauerstoff oder Luft direkt in die Lungen gepumpt werden.

Ohne künstliche Beatmung würde ein Baby, das noch nicht von selbst atmen kann, sterben. Allerdings besteht bei der künstlichen Beatmung die

Gefahr, dass die Lungen geschädigt werden und es zu einem sogenannten Lungentrauma kommt. Normalerweise produziert der Körper das sogenannte Surfactant, eine Substanz, die sich wie ein Schutzfilm über die Lungenbläschen legt und verhindert, dass die Lungenflügel beim Ausatmen »zusammenkleben« und kollabieren. Da Frühgeborene aber noch kein Surfactant produzieren, ist ein hoher Luftdruck nötig, um die Lungen daran zu hindern, nach jedem Atemzug zu kollabieren. Das ist für das Baby schmerzhaft. Zur Reduktion des Luftdrucks wird daher neuerdings künstlich produziertes Surfactant angewendet, eine weißliche Flüssigkeit, von der mithilfe eines Schlauchs wenige Milliliter direkt in die Lunge geträufelt werden. Wenn die Lungen dann expandieren und anfangen, richtig zu arbeiten, wird die Beatmung des Babys viel einfacher. Sein Sauerstoffbedarf reduziert sich und auch das Spezialistenteam kann dann beruhigt aufatmen.

Surfactant wird allen sehr früh geborenen Babys wenn möglich noch im Kreißsaal gegeben. Das Personal hält das Mittel oft schon vor der Geburt bereit. Da es im Kühlschrank aufbewahrt werden muss, kann es durchaus vorkommen, dass sich eine der Schwestern die Ampulle in den Ausschnitt schiebt, um sie vor Benutzung auf Körpertemperatur zu erwärmen!

Das Baby darf während der Prozedur nicht auskühlen, deshalb hat der offene Inkubator eine Wärmevorrichtung und das Baby bleibt die ganze Zeit warm eingewickelt.

Auf der Frühgeborenenstation Sobald der Zustand des Babys stabil ist, wird es im offenen Inkubator auf die Frühgeborenenstation gefahren, wo es genau gemessen und gewogen wird.

Danach wird es in einen Inkubator gelegt, damit es schön warm bleibt, und zur Überwachung und Weiterbehandlung an verschiedene Geräte angeschlossen.

AUS DER SICHT DES VATERS

Die ersten Momente

» Der Arzt fragte: ›Sind Sie der Vater?‹, und dann: ›Begrüßen Sie Ihren Sohn.‹ Er lag unter dem riesigen Wärmegerät, der Arzt trat zurück und drückte weiter die Beatmungspumpe. Ich sah meinen Sohn, mit dem Gesicht nach oben in Klarsichtfolie eingehüllt. Sie hatten ihn intubiert, so hob sich seine Brust, wenn der Arzt die Pumpe bediente. Der Arzt hatte sich umgedreht und ich sah einen Schweißfleck auf seinem Rücken. Ich werde nie vergessen, dass ich in dieser Millisekunde dachte: ›Da hat sich jemand große Mühe gegeben, mein Baby zu retten‹. «

Tom, Vater von Leo

Fahrbares Wärmebett Während der Entbindung steht bereits ein fahrbares Wärmebett in der Nähe. Sobald das Baby geboren ist, wird es dort hineingelegt und untersucht.

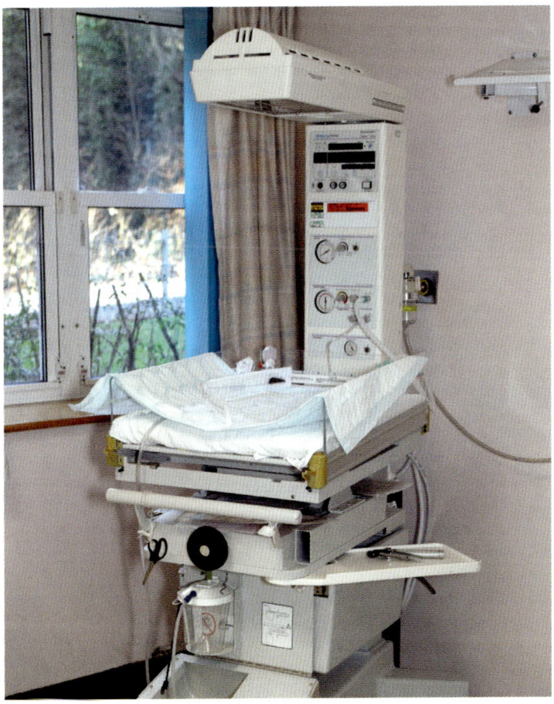

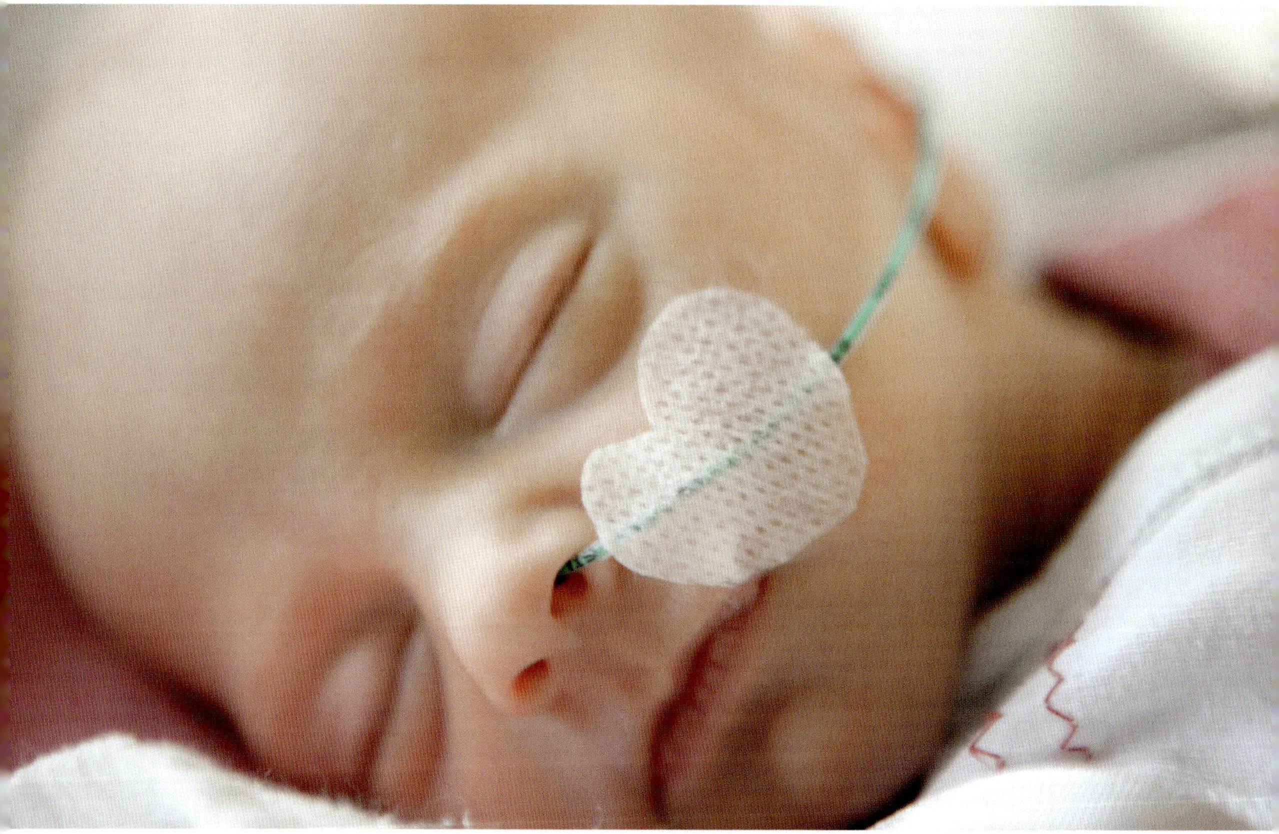

Die Frühgeborenen-station

Der erste Besuch auf der Frühgeborenenstation kann verstörend sein. Bedenken Sie jedoch, dass dort jeder sein Bestes für das Wohlbefinden Ihres Babys gibt.

Ankunft auf der Station

Sobald das Baby stabil ist und auf die Frühgeborenenstation gebracht wurde, können Sie so viel Zeit mit ihm verbringen, wie Sie möchten. Dort wird man Sie schnell in seine Versorgung und Pflege mit einbeziehen.

Eltern sollten so bald wie möglich in die Frühgeborenenstation zu ihrem Kind gehen. Der Vater begleitet am besten gleich das Personal, das das Baby nach der Entbindung dort hinbringt. Er kann zusehen, wie das Baby gewogen und in den Inkubator gelegt wird. Er kann auch erste Fotos machen. Wenn Sie das Baby mit Ihrem Handy fotografieren, können Sie die Bilder gleich an Familie und Freunde verschicken.

Natürlich freut sich auch die Mutter ein Foto von ihrem Baby zu sehen, vor allem wenn sie es noch nicht selbst besuchen kann. In vielen Geburtskliniken liegt die Früh- und Neugeborenenstation direkt neben der Entbindungsstation, sodass die Wöchnerin – falls genügend Platz ist – mitsamt dem Bett zu ihrem Baby gefahren werden kann. So können Sie Ihr Kind selbst nach einem Kaiserschnitt schon sehr bald sehen.

Manchmal bitten die Ärzte die Eltern nach draußen zu gehen, wenn komplizierte Behandlungen anstehen, die Konzentration erfordern. Vor allem am Anfang, während das Baby noch stabilisiert wird, bricht manchmal auch plötzliche Hektik aus. In solchen Situationen ist es hilfreich, wenn jemand vom Personal die wartenden Eltern über den Stand der Dinge informiert.

Halt geben Auch wenn das Baby im Inkubator liegt, können Sie es sanft halten, sobald es stabil ist. Das gibt ihm ein Gefühl der Geborgenheit.

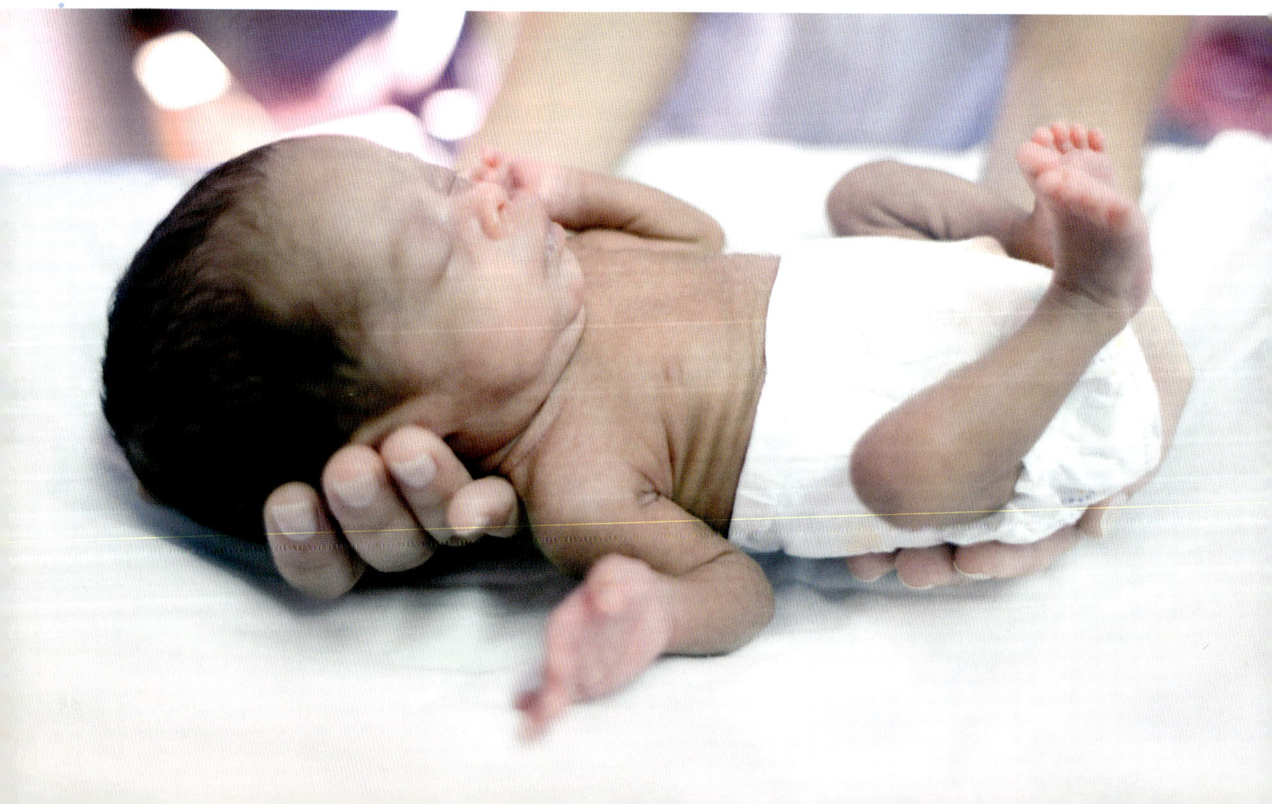

Verlegung in eine andere Klinik Wenn die Klinik, in der Sie entbunden haben, Ihr Baby nicht aufnehmen kann, weil es eine besondere Pflege oder Behandlung braucht, muss es in ein anderes Krankenhaus gebracht werden, wo sich Spezialisten um sein Wohlbefinden kümmern können.

Normalerweise wird der Arzt versuchen, die Mutter schon vor der Geburt in die entsprechende Klinik zu verlegen. Man nennt das »In-Utero-Transfer«. Es ist für das Baby die sicherste Transportart und Mutter und Baby werden nicht getrennt. Sollte der Arzt Sie jedoch für nicht transportfähig halten oder es treten während der Schwangerschaft plötzlich ungeahnte Komplikationen auf, wird das Baby an Ort und Stelle entbunden. Es wird zunächst von Kinderärzten versorgt und dann so schnell wie möglich mit einem speziell für Neugeborene ausgestatteten Rettungswagen in die nächste geeignete Klinik gefahren. Diese kann manchmal ein ganzes Stück entfernt sein. Ist das Baby stabil, wird es in einem Transportinkubator befördert, der im Wagen an alle notwendigen Geräte angeschlossen wird. So können Sauerstoffsättigung und Temperatur des Babys während der Fahrt kontrolliert werden.

Wegen des Platzmangels dürfen Eltern in der Regel nicht in der Baby-Ambulanz mitfahren. Wenn die Mutter nach der Entbindung noch zu schwach ist, um entlassen zu werden, aber schon transportiert werden kann, kann sie sich in dieselbe Klinik wie ihr Baby verlegen lassen. Sollte das nicht möglich sein, wird das Baby wieder zurück in die Klinik der Mutter gebracht, sobald es sein Zustand erlaubt.

Elternzimmer In manchen Perinatalzentren gibt es extra Zimmer für Mütter und/oder Väter, deren Babys dort behandelt werden. So sind sie nicht längere Zeit von ihrem Kind getrennt, was besonders praktisch ist, wenn die Klinik sehr weit vom Wohnort entfernt liegt.

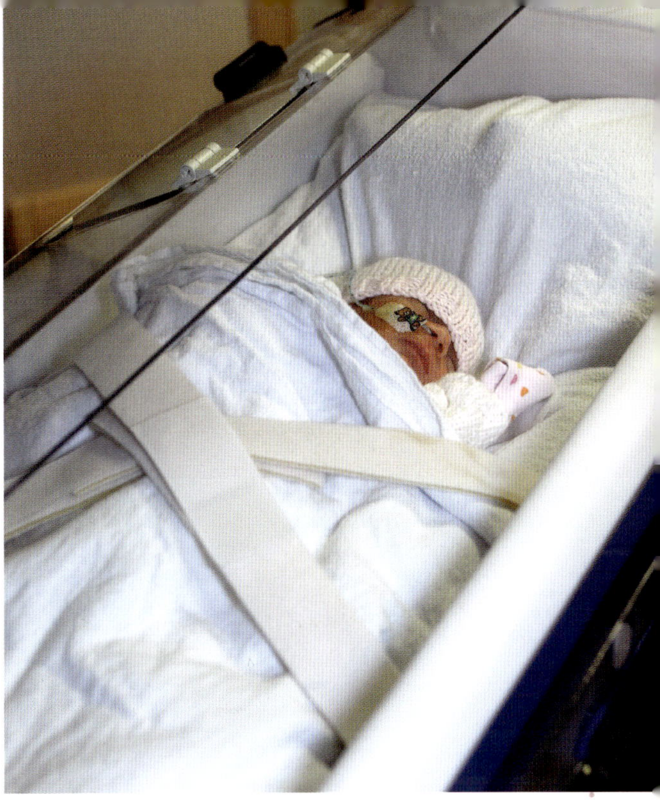

Spezialtransport Muss Ihr Baby in eine andere Klinik verlegt werden, kommt es dafür in einen Transportinkubator, damit es unterwegs überwacht und versorgt werden kann.

AUS DER SICHT DES VATERS

Sich selbst überlassen

» Meine Frau erholte sich noch vom Kaiserschnitt und niemand achtete auf mich. Überall waren Ärzte, wir hatten so gut wie keine Privatsphäre. Es wäre schön gewesen, wenn mich jemand vom Pflegepersonal einfach einmal kurz in den Arm genommen hätte. «

Frank, Vater von Jonas

» Mich interessierte zunächst nur, ob es ihm gut ging. Ärzte und Personal warfen mit Fachwörtern um sich, aber ich nahm davon kaum etwas auf. Ich wollte nur wissen, ob alles gut werden würde. «

Sven, Vater von Fabian

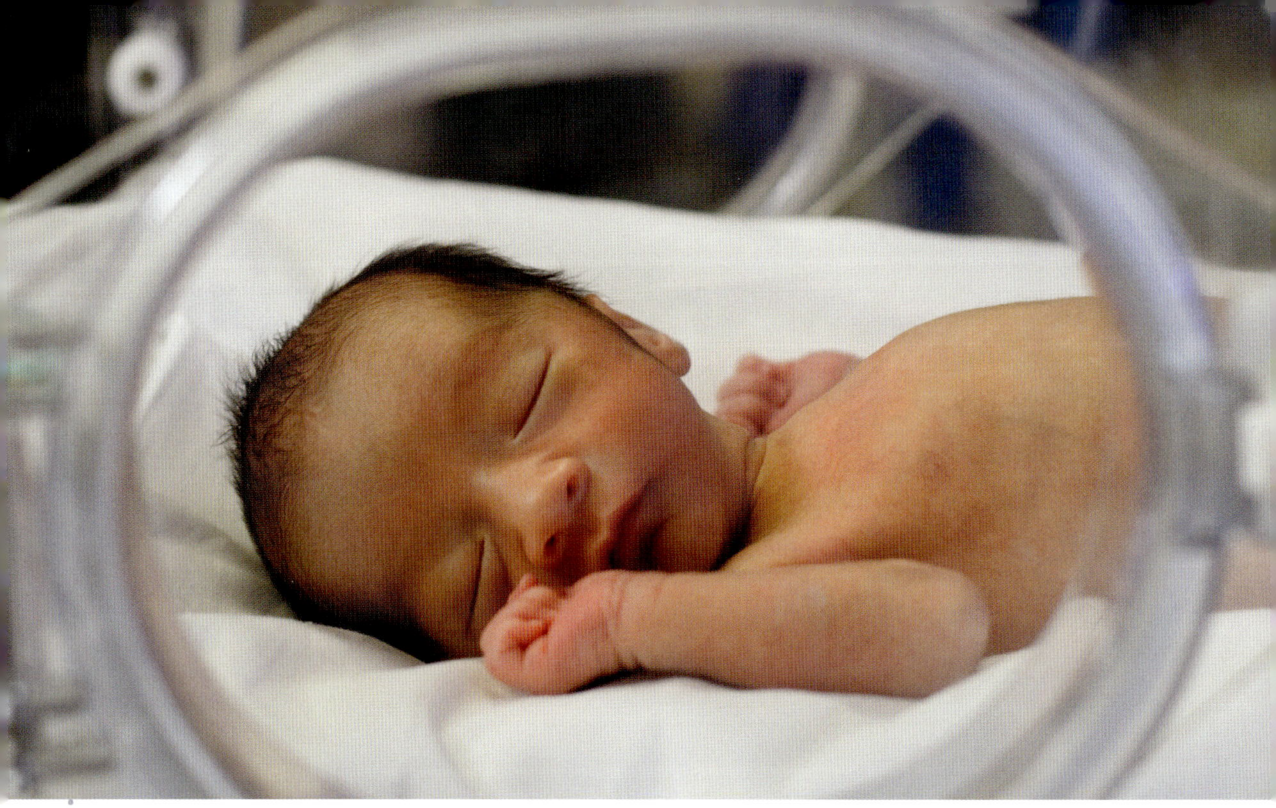

Erste Eindrücke

Geräusche und Anblicke auf einer Frühgeborenenstation erschrecken zunächst alle Eltern. Doch die ganze technische Ausrüstung ist nur dazu da, um dem Personal bei der bestmöglichen Versorgung Ihres Babys zu helfen.

Trotz enormer Fortschritte in der neonatalen Pflege ist der Mutterleib durch nichts zu ersetzen. Daher versucht man auf der Frühgeborenenstation alles, um eine Umgebung zu schaffen, die den im Mutterleib herrschenden Bedingungen so nahe wie möglich kommt, um Frühgeborenen einen sanften Start ins Leben zu ermöglichen. Lassen Sie sich also von all den Inkubatoren, Schläuchen, Geräten und Maschinen keine Angst machen, sie dienen dem Wohl Ihres Kindes.

Die Frühgeborenenstation ist wie ein kleiner Kosmos, mit eigener Sprache, eigenen Geräuschen und einem eigenen Rhythmus. Alles, was dort geschieht, erfüllt nur einen einzigen Zweck: die bestmögliche Versorgung Ihres Babys.

Wenn Sie schon vor der Geburt wissen, dass Ihr Baby wahrscheinlich auf der Frühgeborenenstation versorgt werden muss, sollten Sie sich rechtzeitig dort umsehen. Viele Ihrer Ängste werden sich zerstreuen, wenn Sie bei einer Besichtigung erfahren, was Sie erwartet. Eine Schwester wird Sie herumführen und all Ihre Fragen beantworten.

Als Erstes wird Ihnen die – hoffentlich – ruhige Atmosphäre auffallen, denn man weiß, dass Babys in ruhiger Umgebung am besten gedeihen. Alles ist darauf abgestimmt, dem Mutterleib so gut wie

Neue Welt Im Inkubator Ihres Babys ist es ruhig und dämmrig, damit es in Ruhe wachsen kann. Die Öffnungen gewähren Zugang, ohne es allzu sehr zu stören.

es eben geht zu entsprechen. Das ist der Grund, warum Sie vielleicht Inkubatoren mit einer Abdeckung sehen werden, welche die Babys vor Licht und Lärm abschirmen. Das Personal wird mit gedämpfter Stimme sprechen und alle Aufgaben so leise wie möglich ausführen, um die Babys nicht zu stören.

Normalerweise ist das einzig hörbare Geräusch das Piepen der Monitore oder gelegentliche Unruhe, wenn ein Notfall eintritt. Alle versuchen, möglichst ruhig zu sein, aber wenn doch einmal ein lautes Geräusch entsteht, können Sie beobachten, wie die Babys erschrecken, was das Personal natürlich so gut es geht zu vermeiden versucht.

Manchmal geht es auf der Station hoch her, wenn ein neues Baby gebracht wird oder eines der Babys plötzlich besondere Aufmerksamkeit braucht.

Sollten Sie sich in solchen Momenten gerade auf der Station bei Ihrem Baby aufhalten, wird man Sie vermutlich bitten, draußen zu warten. Diskretion ist in der Gesundheitspflege sehr wichtig, und zwar schon vom ersten Atemzug an. Auch der kleinste Patient verdient Respekt, ebenso wie seine Eltern. Bittet man Sie die Station zu verlassen, nutzen Sie die Zeit für eine Tasse Kaffee und für den Kontakt mit anderen Eltern.

Der erste Besuch auf der Frühgeborenenstation kann ein überwältigendes Erlebnis sein. Scheuen Sie sich nicht, Fragen zu stellen, selbst wenn es immer wieder dieselben sind. Das Personal weiß, was Sie gerade durchmachen, und wird Ihnen gern helfen.

» Das hier ist eine eigene Welt. Sie schützt dich und bereitet dich darauf vor, dich dem Leben zu stellen. «

Tom, Vater von Leo

MEINE GESCHICHTE

Sara erzählt …

» Lina wurde nach der Geburt auf die Frühgeborenenstation gebracht. Sobald ich wieder zu mir gekommen war, fuhr man mich im Rollstuhl dorthin, damit ich sie sehen konnte. Eigentlich war ich noch nicht wirklich wieder ganz bei mir, sondern eher in einer Art Schockzustand.

Mir machte alles auf der Station Angst: das Piepen, die Maschinen, der Alarm und die blinkenden Lichter. Lina lag im Inkubator, überall kamen Schläuche und Drähte aus ihr heraus, und sie wurde künstlich beatmet. Ihr Anblick war herzzerreißend. Ich dachte: ›Ist das wirklich mein Baby?‹ Unfassbar, dass ein Baby so klein sein kann.

Als ich am nächsten Tag zu Lina auf die Station kam, waren ihre Sauerstoffsättigungswerte stark abgefallen und ihr Herzschlag war zu langsam. Ihre Atmung setzte aus, das Personal musste sie ständig daran erinnern, Luft zu holen. Als das geschah, rannte ich aus dem Zimmer, weil mich die Situation völlig überforderte. Ich fühlte mich furchtbar schuldig, weil ich weglief, anstatt meinem Baby beizustehen, aber ich konnte nicht anders. Mein Baby hatte aufgehört zu atmen, das war alles, was ich registriert hatte. «

Sara, Mutter von Lina und Max

So ist die Station organisiert

Die Art der Unterbringung Ihres Babys auf der Frühgeborenenstation hängt davon ab, wie viel Pflege es braucht. Jede Station ist etwas anders, aber überall herrschen Ruhe und gedämpftes Licht.

Früh- und Neugeborenenstationen sind überall etwas anders aufgebaut, erfüllen jedoch stets dieselbe Funktion: die bestmögliche Versorgung von Frühgeborenen oder kranken Neugeborenen.

Manche Stationen verfügen über 50 neonatologische Intensivtherapieplätze, andere nur über sechs. In manchen Kliniken gibt es keine Intensivstation für Neugeborene, sodass Notfälle in andere Krankenhäuser gebracht werden müssen. Wenn Ihr Baby in einer Klinik zur Welt kommt, die sich auf Neugeborenenintensivpflege spezialisiert hat, diese jedoch nicht in Anspruch nehmen muss, kann es ebenfalls sein, dass es in ein anderes Krankenhaus verlegt wird, um den Platz für ein kränkeres Baby frei zu machen.

> »Auf der Frühgeborenenstation ist man so durcheinander und spricht mit niemand anderem als den Pflegern. Aber wenn es dann nach Hause geht, hat man sich fast schon daran gewöhnt.«
>
> *Karolin, Mutter von Anna*

Perinatalzentren In den deutschsprachigen Ländern werden Einrichtungen, in denen neben Entbindungen auch die Versorgung von Früh- und Neugeborenen möglich ist, als Perinatalzentren bezeichnet (perinatal bedeutet »rund um die Geburt«). Diese Kliniken werden anhand bestimmter Kriterien in vier verschiedene Stufen eingeteilt. Level 1 ist für die Versorgung von Früh- und Neugeborenen mit höchstem Risiko geeignet, Level 2 für »normale« Risikogeburten wie Zwillingsgeburten. Kliniken mit Level 3 werden als perinatale Schwerpunkte bezeichnet. Hierbei handelt es sich um Geburtskliniken mit angeschlossener Kinderklinik, in der Neugeborene versorgt werden können, bei denen schon während der Schwangerschaft absehbar ist, dass sie eine Therapie benötigen werden. Die niedrigste Stufe (Level 4) stellen reine Geburtskliniken ohne angeschlossene Kinderkliniken dar, in denen risikofreie Entbindungen betreut werden.

Auch das Personal in den Perinatalzentren variiert je nach Stufe. So ist zum Beispiel vorgeschrieben, dass in einem Perinatalzentrum mit Level 1 mindestens 40 % der dort beschäftigten Kinderkrankenpfleger oder -pflegerinnen eine Weiterbildung im Bereich Kinderintensivpflege abgeschlossen haben müssen. Außerdem muss auch ständig ein Neugeborenennotarzt für unvorhergesehene Situationen zur Verfügung stehen. In Perinatalzentren mit Level 2 haben noch 30 % des Personals eine Zusatzausbildung.

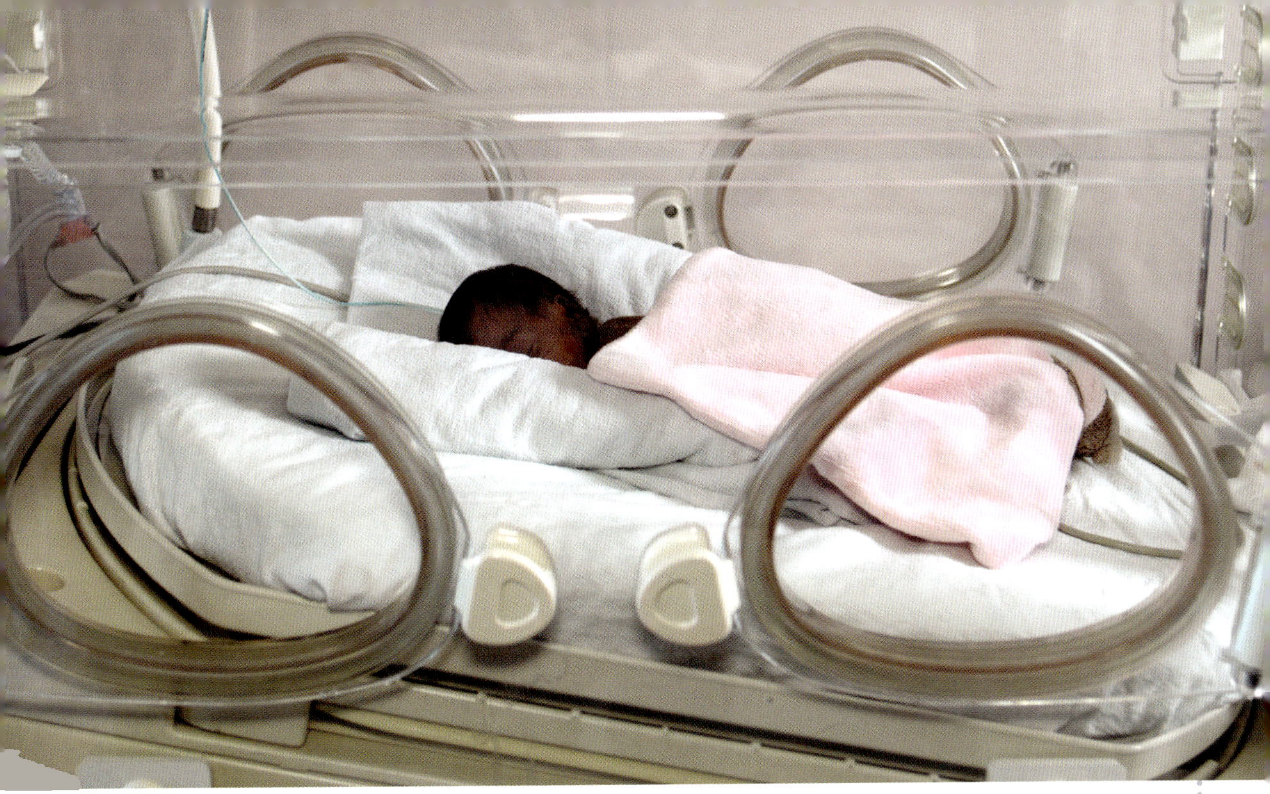

Im Inkubator Ihr Baby im Inkubator mag winzig aussehen, aber nur in ihm erhält es die Versorgung, die es braucht, um zu wachsen und zu gedeihen.

Licht und Geräusche Neuere Studien zur Verbesserung der Umgebung auf Frühgeborenenstationen haben gezeigt, dass Babys, die licht- und geräuscharm untergebracht werden, schneller wachsen, weniger Sauerstoff benötigen und somit die Station auch schneller wieder verlassen können. Um die Babys vor grellem Licht zu schützen, werden die Inkubatoren, in denen die Babys liegen, meistens abgedeckt.

Selbst wenn das Baby die Augen geschlossen hat, tut ihm dauerhaft helles Licht nicht gut. Bei sehr früh Geborenen kann dadurch der natürliche Rhythmus des Körpers gestört werden.

Das Personal schaltet das Licht nur bei Visiten und anderen Kontrollrundgängen durch die Station ein oder wenn ein Baby untersucht werden muss. Wenn möglich, werden dabei jedoch die Augen des Babys vor allzu viel Helligkeit geschützt.

Falls Ihr Baby in einem abgedeckten Inkubator liegt, sollten Sie die Abdeckung nicht herunternehmen, sondern nur anheben, um leise mit ihm zu sprechen oder ihm vorzusingen. Vermeiden Sie dabei aber auf jeden Fall, dass zu helles Licht auf die Augen des Babys trifft.

Frühgeborene können auch sehr empfindlich auf Geräusche reagieren und sich stark erschrecken, daher sollten selbst die einfachsten Handgriffe möglichst leise verrichtet werden. Wenn Sie zum Beispiel etwas auf dem Inkubator Ihres Babys abstellen möchten, tun Sie es sanft, denn der geschlossene Kasten verstärkt jedes Geräusch noch zusätzlich. Dasselbe gilt für das Öffnen und Schließen des Abfalleimers und anderer Gegenstände. Das Pflegepersonal kann die Lautstärke des Monitoralarms reduzieren und jeder versucht, so wenig Lärm wie möglich zu machen.

Damit niemand die Ruhe der Babys stört, werden Sie vermutlich überall auf der Station entsprechende Hinweisschilder finden.

Die Ausstattung der Station

Ein Frühgeborenes, das über Schläuche und Drähte mit Maschinen verbunden ist, bietet einen erschreckenden Anblick. Die Geräte versorgen es jedoch mit allem, was es zum Überleben braucht.

Auf der Frühgeborenenstation werden Sie einige oder alle der hier aufgeführten Maschinen und Geräte sehen.

Inkubator Nach seiner Ankunft wird Ihr Baby in einen Inkubator gelegt. Das ist ein spezielles Wärmebett, das dem Personal leichten Zugang zum Baby gewährt. Sehr instabile Babys kommen manchmal in einen offenen Inkubator, der noch schnelleren Zugang ermöglicht. Die meisten Babys liegen jedoch in einem geschlossenen, abgedeckten Inkubator mit Löchern an den Seiten, durch die man hineingreifen kann. Frühgeborene verlieren viel Wasser über die Haut, daher ist ein offener Inkubator für eine dauerhafte Lagerung des Babys nicht geeignet.

Beatmungsgerät Wenn ein Baby Hilfe beim Atmen braucht, wird ein Endotrachealtubus eingeführt (siehe Seite 20) und an ein Beatmungsgerät angeschlossen, das Luft oder Sauerstoff in seine Lungen pumpt. Die jeweilige Menge an Sauerstoff wird nach Bedarf reguliert. Im Notfall wird der Tubus ohne Sedierung eingeführt, aber wenn genug Zeit ist, wird das Baby vorher leicht betäubt, damit es sich entspannt.

Beatmungsgerät Wenn das Baby noch nicht selbst atmen kann, übernimmt diese Aufgabe eine Maschine. Ein Tubus in der Luftröhre leitet Sauerstoff direkt in seine Lunge.

CPAP Ein Baby, das nur etwas Hilfe beim Atmen braucht, erhält CPAP. Dazu muss es nicht intubiert werden, es wird lediglich Luft oder Sauerstoff in seine Nase geblasen.

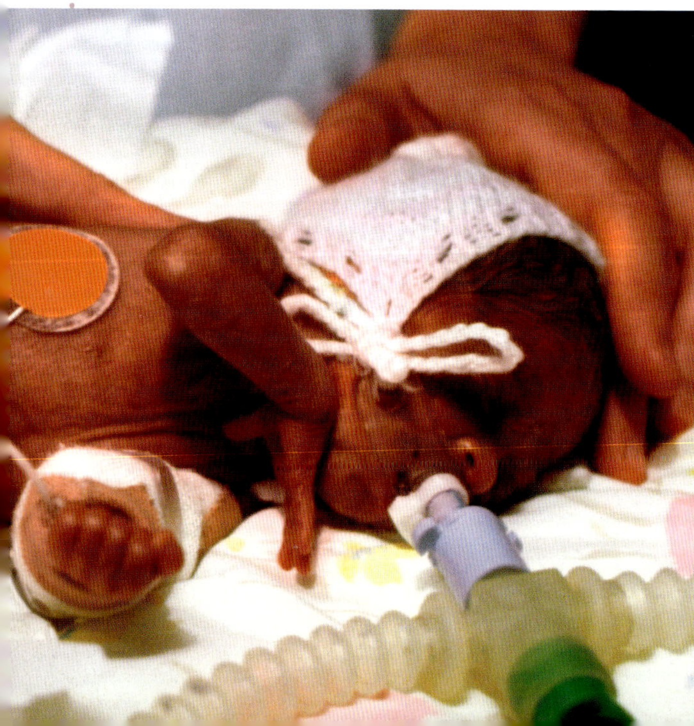

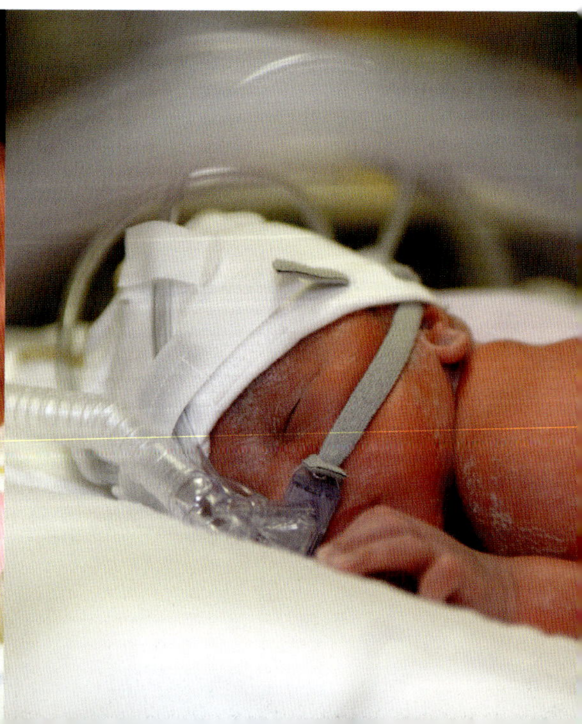

CPAP Diese Abkürzung steht für »Continuous Positive Airway Pressure« und ist eine Beatmungsform, die eingesetzt wird, wenn das Baby zwar schon selbst atmen kann, aber noch etwas Hilfe dabei braucht. Luft oder Sauerstoff werden durch Schläuche über die Nase zugeführt. Die Nasenanschlüsse müssen gut sitzen, weil auch bei dieser Form der Beatmung Druck nötig ist, um ein Kollabieren der Lungen zu verhindern.

Infusionspumpen Alle Babys auf der Frühgeborenenintensivstation erhalten Medikamente oder Flüssigkeit in korrekter Dosierung über eine Vielzahl von Infusionspumpen.

PVK Über den peripheren Venenkatheter (PVK) kann Blut entnommen und Medikamente und Flüssigkeit können zugeführt werden. Dazu wird mithilfe einer feinen Kanüle, die später wieder entfernt wird, ein dünner Schlauch in einer Vene platziert.

ZVK Beim zentralen Venenkatheter (ZVK) wird der feine Schlauch durch eine Vene fast bis zum Herzen geschoben. Durch ihn werden Babys, die noch nicht genügend Milch verdauen können, direkt über das Blut flüssig ernährt. Sehr früh geborene oder SGA-Babys werden in den ersten Tagen manchmal ergänzend parenteral oder nur parenteral ernährt (siehe Seite 62).

EEG-Monitor Das Elektroenzephalogramm zeichnet die Hirnströme des Babys auf. So wird herausgefunden, ob es an Krampfanfällen leidet.

Absauggerät Wenn ein Baby viel Schleim in Mund oder Nase hat, der die Atemwege blockiert, wird dieser mit dem Absauggerät entfernt.

Pulsoxymeter Ein Sensor am Hand- oder Fußgelenk durchleuchtet die Haut und misst auf diese Weise, wie viel Sauerstoff sich im Blut befindet.

Katheter Dieser winzige Schlauch wird zur Blutentnahme oder zur Verabreichung von Flüssigkeit und Medizin in die Vene eingeführt. Hier nimmt der Arzt gerade eine Blutprobe.

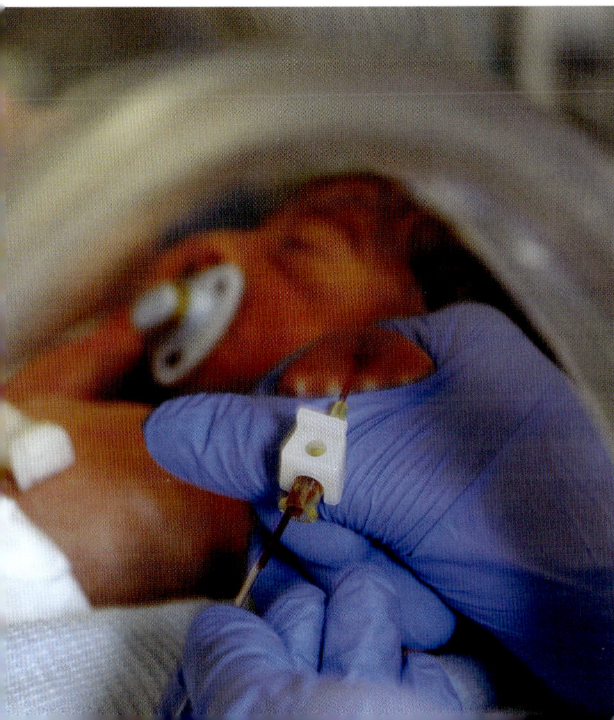

Pulsoxymeter Ein Sensor wird am Hand- oder Fußgelenk befestigt, der die Haut durchleuchtet und so die Sauerstoffsättigung im Blut misst.

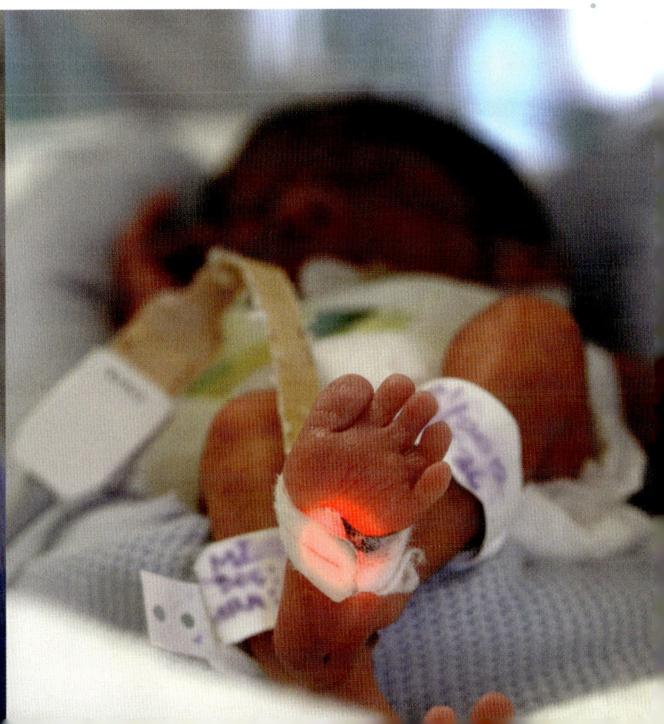

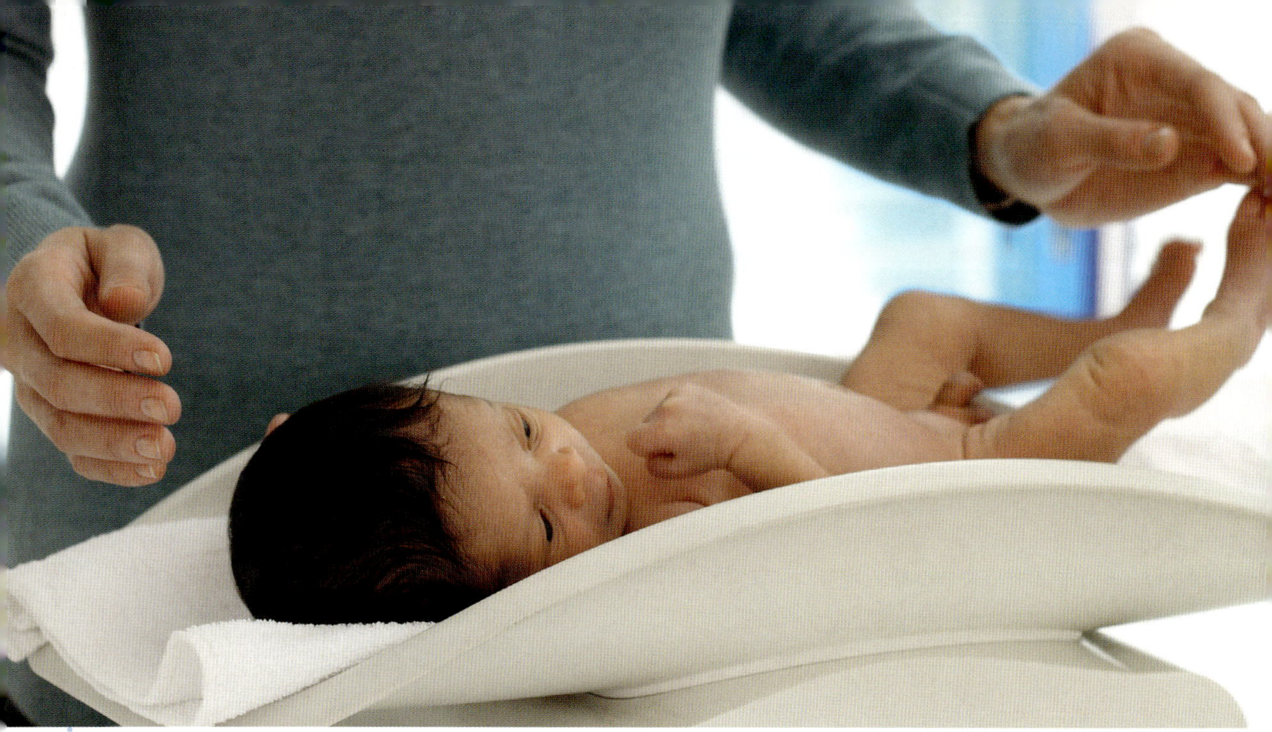

Alltag auf der Station

Das Personal wird Ihr Baby während seines Aufenthalts auf der Frühgeborenenstation genau überwachen, Ihnen regelmäßig von seinen Fortschritten berichten und Sie informieren, wenn weitere Behandlungen nötig werden.

Auf jeder Frühgeborenenstation gibt es eine tägliche Visite, bei der sich Personal und Ärzte jedes einzelne Baby anschauen. Manchmal dürfen die Eltern dabei sein, wenn ihr Baby an der Reihe ist. In anderen Kliniken werden die Babys zuerst untersucht, danach sprechen die Ärzte mit den Eltern.

Generell werden Pflegepersonal und Assistenzärzte Sie regelmäßig über den Zustand Ihres Babys informieren, und auch der Stationsarzt wird Sie hin und wieder zum Gespräch bitten. Bei plötzlich auftretenden Bedenken sollten Sie zunächst mit der Schwester oder dem Pfleger sprechen, die oder der Ihr Baby betreut. Sicher ist auch jemand von der Pädiatrie in der Nähe, der Ihre Fragen beantworten kann, und natürlich ist auch immer ein Arzt auf der Station verfügbar. Da Ihr Baby Tag und Nacht von Personal und Ärzten betreut wird, sollten Sie sich darauf einstellen, dass aufgrund des Schichtwechsels nicht immer dieselben Ansprechpersonen verfügbar sein können.

Die Familien der Frühgeborenen haben rund um die Uhr Zutritt zur Frühgeborenenstation. Sie können dort auch jederzeit, egal ob Tag oder Nacht, anrufen. Der diensthabende Arzt ist immer erreichbar, wenn Sie Fragen oder Sorgen haben oder den Zustand Ihres Babys besprechen möchten.

Visite Auf den meisten Frühgeborenenstationen findet einmal täglich eine große Visite statt sowie mehrere kleinere Rundgänge bei der Übergabe wäh-

Gesundes Gewicht Ihr Baby wird regelmäßig gewogen, um festzustellen, ob es wie erwartet an Gewicht zunimmt und wächst.

rend des Schichtwechsels. Pflegepersonal und Ärzte untersuchen jedes Baby, besprechen seinen Zustand und planen das weitere Vorgehen für den Tag oder für die folgenden Stunden.

Vielleicht werden Sie hereingerufen, wenn der Arzt Ihr Baby untersucht. Falls das in Ihrer Klinik nicht üblich ist und Sie während der Visite draußen warten müssen, werden Arzt oder Personal Sie anschließend über den aktuellen Stand der Dinge informieren und Ihre Fragen beantworten.

Die ärztliche Besprechung zu jedem Baby während der Visite ist meistens sehr fachbezogen. Manchen Eltern hilft es, wenn sie daran teilnehmen dürfen, andere fühlen sich davon überfordert. Vielleicht möchten Sie lieber draußen warten und sich später von Arzt oder Schwester informieren lassen – oder aber Sie fühlen sich beruhigter, wenn Sie bei der Visite dabei sein und zur Behandlung des Babys Fragen stellen können.

Am wichtigsten ist es, dass Sie jederzeit ein offenes Ohr für Ihre Fragen finden und regelmäßig auf den neuesten Stand der Dinge gebracht werden. Natürlich fällt es schwer, nach Hause zu gehen und das Baby allein zu lassen (siehe Seite 42), aber das Personal wird Sie zu jeder Tages- und Nachtzeit anrufen, wenn der Zustand des Babys es erfordert. Und auch Sie können jederzeit auf der Station anrufen, selbst wenn es mitten in der Nacht sein sollte.

Kurven und Akten Ärzte und Pflegepersonal führen akribisch Buch über den Zustand Ihres Babys. Häufig werden alle Beobachtungen in eine Patientenkurve eingetragen, die am Inkubator befestigt ist und etwa alle vier Stunden aktualisiert wird. Die Ärzte halten ihre Notizen in einer Akte fest. Dies geschieht nach jeder Visite, bei signifikanten Änderungen des Zustands Ihres Babys oder wenn eine Behandlung durchgeführt wird.

Hygiene Frühgeborene auf der Station sind besonders anfällig für Infektionen, weil ihr Immunsystem noch nicht reif genug ist, um Krankheitserreger jeglicher Art abzuwehren. Obendrein ist das Risiko für Infekte durch lebenserhaltende Maßnahmen wie Intubation oder ZVK erhöht.

Vergessen Sie daher niemals, vor Betreten der Station Ihre Hände gründlich zu waschen und zu desinfizieren. Man wird Sie auch bitten, Armbänder, Ringe und Uhren abzunehmen und die Ärmel hochzuschieben. Wenn Sie selbst gerade erkältet sind, Magen-Darm-Beschwerden haben oder an anderen potenziell ansteckenden Symptomen leiden, müssen Sie das dem Personal vor Ihrem Besuch auf der Station mitteilen und den entsprechenden Anweisungen Folge leisten.

In der Regel dürfen nur die eigenen Geschwister des Frühgeborenen die Station betreten, um die Einschleppungsgefahr von Keimen möglichst gering zu halten. Häufig sind auch nur zwei Besucher auf einmal am Inkubator gestattet, wobei einer davon ein Elternteil sein sollte.

TIPPS

Eltern raten ...

» Alle sagten immer, wir müssten uns doch darauf freuen, Leo endlich mit heimnehmen zu dürfen. Aber wir lebten nur von einem Tag zum anderen. «

Tom, Vater von Leo

» Sprechen Sie mit anderen Eltern auf der Station. Mir tat es gut zu wissen, dass andere dasselbe durchmachten wie wir. «

Laura, Mutter von Noah

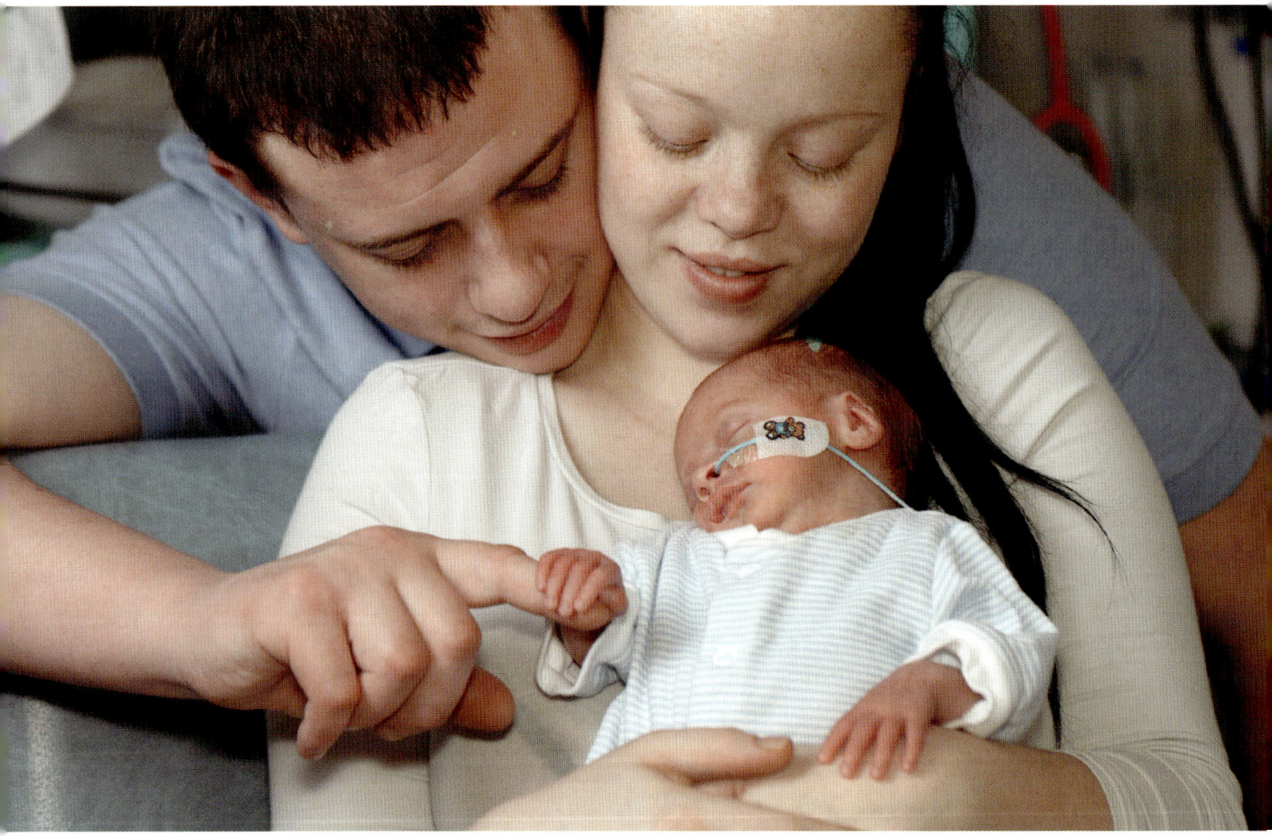

Leben auf der Station

Sie werden sich bald an die technische Atmosphäre auf der Frühgeborenenstation gewöhnt haben und einen Weg finden, eine Beziehung zu Ihrem Baby aufzubauen.

Ihre Gefühle

Dass Sie ein Auf und Ab der Gefühle erleben, während Ihr Baby auf der Frühgeborenenstation liegt, ist nur natürlich. Wenn die Gefühle Sie zu überwältigen drohen, sprechen Sie mit dem Personal, das Ihnen Hilfe anbieten kann.

Die Verlegung Ihres Babys auf die Frühgeborenenstation stellt Ihre Welt zunächst einmal völlig auf den Kopf. So haben Sie sich die ersten Tage mit Ihrem Neugeborenen nicht vorgestellt. Kein Wunder, dass Sie sich ängstlich, ausgeliefert, deprimiert und hilflos fühlen und voller Fragen sind. Dazu kommt noch, dass Sie zwar stolze Eltern sind, aber nicht wissen, ob und wie Sie Ihre Freunde über den Stand der Dinge informieren sollen.

Die Frühgeborenenstation wirkt auf den ersten Blick fremdartig und technisch, die Monitore und Überwachungsgeräte geben jede Menge seltsamer Geräusche von sich, und wenn Ihr Baby sehr früh geboren wurde, bleibt die Angst, dass auch die ganze Technik nicht in der Lage sein wird, Ihr Kind am Leben zu erhalten. Der Schock über die Winzigkeit Ihres Frühgeborenen sitzt tief.

Vielleicht sorgen Sie sich, dass es Ihr Baby in einem offenen Inkubator nicht warm genug hat, und sind unsicher, wie Sie mit ihm kommunizieren sollen. Eltern haben oft Angst, dass sie ihrem Baby wehtun, wenn sie es anfassen oder halten. Diese anfängliche Unsicherheit ist jedoch normal.

Mütter und Väter Eltern verhalten sich oft unterschiedlich. Mütter konzentrieren sich meistens auf das Baby – wie es aussieht, ob es friedlich oder unruhig ist – und wollen wissen, wie man es füttern und mit ihm kuscheln kann. Väter möchten dagegen häufig wissen, wie man die Zahlen auf den Monitoren interpretiert. Sie fragen nach Blutwerten und sind allgemein stark an technischen Details interessiert. Beide Herangehensweisen sind wichtig und das Personal wird Ihnen dabei helfen, sich mit Ihrer jeweiligen Rolle und der neuen Umgebung vertraut zu machen.

Beide Elternteile können in die alltägliche Pflege des Babys einbezogen werden, wie zum Beispiel waschen und Windeln wechseln. Wenn der Vater berufstätig ist, kann die Mutter tagsüber auf der Station sein und umgekehrt. Jede Familie ist anders.

Unterstützung suchen Sie durchleben eine schwierige Zeit und Ihre Gefühle fahren vermutlich Achterbahn. Die extreme Sorge um das Frühgeborene und der damit verbundene Stress können selbst für die stärkste Beziehung eine Belastung darstellen und manchmal sogar dazu führen, dass sich Paare trennen.

Die meisten Kliniken verfügen über speziell ausgebildetes Personal oder Psychologen, die Eltern von Frühgeborenen seelisch betreuen. Sie können sich natürlich auch Ihrem Arzt oder der Hebamme

> »Ich habe mir angewöhnt, immer als Erstes auf die Maschine zu schauen. Ich kenne meinen Sohn nur so.«
>
> *Tom, Vater von Leo*

anvertrauen. Manchmal besteht die Möglichkeit, sich mit anderen Eltern zusammenzutun und in der Gruppe über Ihre Erfahrungen zu sprechen oder sich an eine spezielle Organisation zu wenden (siehe Seite 124 für entsprechende Adressen).

Postnatale Depression Etwa eine von zehn Müttern ist von einer postnatalen Depression betroffen, Mütter von Frühgeborenen beträchtlich häufiger. Sie beginnt meistens in den ersten vier Wochen nach der Geburt, kann aber auch erst später während des ersten Lebensjahres einsetzen. Postnatale Depression ist nicht dasselbe wie der »Baby Blues«, der gewöhnlich um den vierten Tag nach der Entbindung einsetzt und nur wenige Tage anhält. Wenn Sie an sich eines der folgenden Symptome entdecken, das über einen Zeitraum von zwei Wochen konstant anhält, könnten Sie an einer postnatalen Depression leiden:

- Niedergeschlagenheit
- Reizbarkeit
- Angst
- Weinerlichkeit
- Konzentrationsschwierigkeiten
- Negative Gefühle
- Gleichgültigkeit gegenüber dem Baby
- Antriebslosigkeit
- Appetitverlust
- Schlafstörungen
- Panikattacken

Es ist zwar normal, dass man als Mutter eines Frühgeborenen mehr als andere Mütter mit seinen Gefühlen zu kämpfen hat, aber wenn Sie damit nicht klarkommen, müssen Sie unbedingt so bald wie möglich Hilfe suchen. Weniger ausgeprägte Formen von postnataler Depression können in einigen Monaten von selbst abklingen. Bei schwerwiegenderen Fällen ist jedoch professionelle Hilfe durch einen Therapeuten und/oder durch Medikation unerlässlich.

MEINE GESCHICHTE

Karolin erzählt …

» Als Anna geboren wurde, war ich wie gelähmt. Ich hatte das Gefühl, nie wieder gehen zu können, mich nie wieder gut zu fühlen, und dass alles auf ganz schreckliche Weise schiefgelaufen sei. Ich versuchte verzweifelt, nicht in Panik zu verfallen.

Die ersten zwei Wochen war ich ganz in Ordnung, aber dann begann es plötzlich. Ich hatte das Gefühl, alleine nicht klarzukommen, und wollte die Klinik nicht verlassen. Ich wollte, dass sich jemand um mich kümmert.

Ich konnte weder schlafen noch essen, aber wenn man nichts isst, produziert der Körper auch keine Milch. Ich fühlte mich total nutzlos und dachte die ganze Zeit nur ›Ich schaffe das alles nicht‹.

Ich weigerte mich, das Elternzimmer zu verlassen. Panik, Panik, Panik war alles, was ich empfand. Irgendwann fiel ich dem Personal auf. Jemand kam herein und fragte ›Was können wir für Sie tun?‹. Ich antwortete, dass ich Hilfe bräuchte und erhielt sofort eine Überweisung.

Man sagte mir, ich sei wohl schon während der Schwangerschaft depressiv gewesen und hätte dazu noch eine postnatale Depression sowie ein posttraumatisches Stresssyndrom entwickelt. Ich hatte täglich eine Therapiesitzung und man gab mir eine Telefonnummer, die ich im Notfall anrufen konnte. Das war meine Rettungsleine. Ich erhielt Medikamente und sogar Hausbesuche und allmählich ging es mir tatsächlich wieder besser.

Es ist mir peinlich, dass ich Antidepressiva brauche, um zu funktionieren, obwohl ich weiß, dass es vielen anderen Menschen auch so geht. Ich bin froh, dass mir geholfen wurde. Heute bin ich wieder die Frau, die ich früher war. «

Karolin, Mutter von Anna

Zusammenarbeit mit dem Personal

Das erfahrene Klinikpersonal wird sich gut um Ihr Baby kümmern, aber es möchte auch gern, dass Sie mit ihm zusammenarbeiten und verstehen, was während des Aufenthalts Ihres Babys auf der Station geschieht.

Die Pflege Ihres Babys führen Sie gemeinsam mit dem Personal aus. Wichtige Entscheidungen werden mit Ihnen besprochen, Arzt und Pfleger werden Ihnen immer zur Seite stehen. Keine Behandlung ist ohne Risiko, doch meistens wird der Nutzen einer Behandlung als größer erachtet. Die Beatmung eines Babys zum Beispiel birgt das Risiko einer chronischen Lungenerkrankung. Ein Baby, das noch nicht selbst atmen kann, nicht zu beatmen, würde jedoch dessen sicheren Tod bedeuten.

Sie sollten die Behandlungsmaßnahmen Ihres Babys genau kennen. Lassen Sie sich alles erklären, bis Sie es verstehen. Alle müssen zusammenarbeiten, damit das Baby nicht nur die bestmögliche medizinische Versorgung erhält, sondern auch die Liebe und Nähe, die es genauso sehr benötigt.

Am ersten Tag auf der Frühgeborenenstation werden Sie viele Pfleger, Schwestern und Ärzte kennenlernen. Das Pflegepersonal besitzt eine Spezialausbildung. Es wird sich um Ihr Baby kümmern und Ihnen zeigen, welche Aufgaben Sie selbst übernehmen können. Der Oberschwester unterstehen die Krankenschwestern oder -pfleger sowie alle Hilfskräfte. Der Oberarzt hat eine Fachausbildung zum Neonatologen oder Kinderarzt und ist zusammen mit der Oberschwester für die Station verantwortlich. Er leitet die Stations- und Assistenzärzte an, die in der Früh- und Neugeborenenabteilung Dienst tun.

Je mehr Sie über die Behandlung Ihres Babys wissen, desto besser. Manche Eltern glauben jedoch bald, sich so gut auszukennen, dass sie selbst Vorschläge zur Behandlung des Babys machen, etwa wenn es um Beatmung oder Sauerstoffsättigung geht. Doch das überschreitet die Grenzen Ihrer Rolle. Sie sind die Eltern des Babys, nicht seine Ärzte oder Pfleger. Es ist daher sehr wichtig, dass Sie dem Personal bei der Behandlung Ihres Babys vertrauen.

Manche Eltern entwickeln eine besonders enge Beziehung zu bestimmten Schwestern oder Pflegern. Es wäre jedoch unpraktisch zu verlangen, dass Ihr Baby nur noch von diesen Personen betreut wird. Sie können einverstanden und zufrieden mit der Versorgung Ihres Babys sein. Ernsthafte Bedenken oder Einwände sollten Sie mit Arzt oder Personal besprechen. So lassen sich auch Missverständnisse schnell aus dem Weg räumen.

» Die Schwestern achteten darauf, dass sich die Unterhaltung immer im Hier und Jetzt bewegte. Sie sagten, man soll sich über das Morgen keine Sorgen machen. «

Tom, Vater von Leo

Gemeinsame Sorge Arzt oder Ärztin werden Sie gerne über die Fortschritte Ihres Babys informieren und Ihre Fragen beantworten.

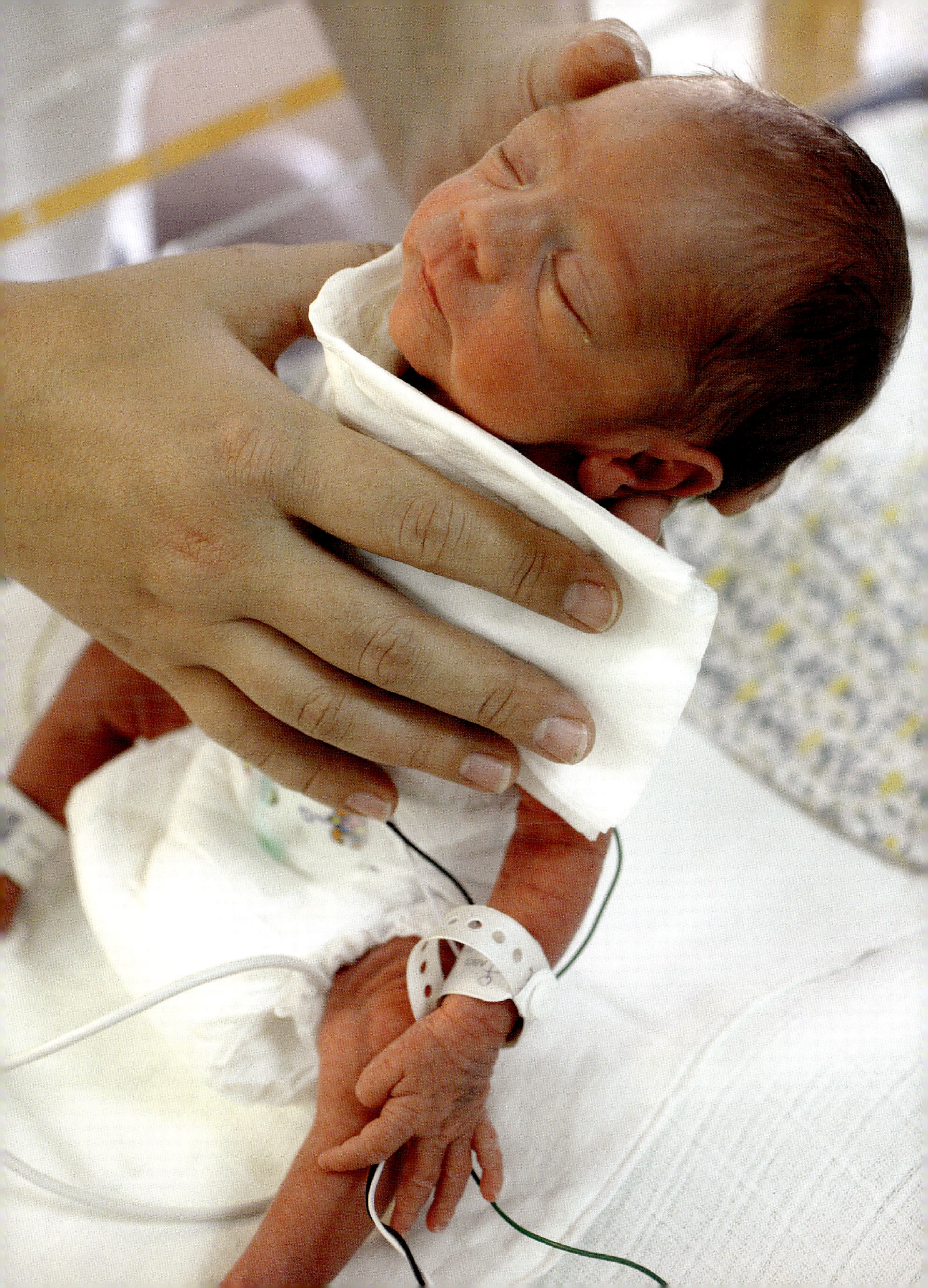

Was Sie für Ihr Baby tun können

Die Rolle der Eltern ist bei Frühgeborenen sehr wichtig. Je nach dessen Zustand gibt es vieles, was Sie für Ihr Baby tun können. Machen Sie sich keine Sorgen, man wird Ihnen dabei unter die Arme greifen.

Obwohl die Anwesenheit der Eltern bei Frühgeborenen sehr wichtig ist, fällt es vielen Müttern und Vätern schwer, eine enge Beziehung zu ihrem Baby aufzubauen, da dessen Zukunft so ungewiss erscheint. Im Angesicht all der medizinischen Geräte fühlt man sich als Eltern oft hilflos, doch man sollte bedenken, dass Sie die wichtigsten Menschen im Leben Ihres Babys sind.

Viele Eltern haben auch Angst vor einer engen Bindung an Ihr Baby, weil es sterben könnte. Das Krankenhauspersonal versteht das und wird Sie ermutigen, von Anfang an Zeit mit Ihrem Kind zu verbringen. Es weiß, dass manche Eltern es zu Beginn kaum über sich bringen, die Station zu betreten, und wird immer helfend zur Seite stehen. Während sich der Zustand des Babys im Lauf der

» Wir hielten seine Hand, streichelten seinen Kopf, wir sangen für ihn, sprachen mit ihm und beteten. «
Sara, Mutter von Lina und Max

Sanfte Berührung Diese Zwillinge trösten sich gegenseitig. Berührungen, Geräusche und Gerüche sind für Ihr Baby sehr wichtig und vertraute Nähe gibt ihm Geborgenheit.

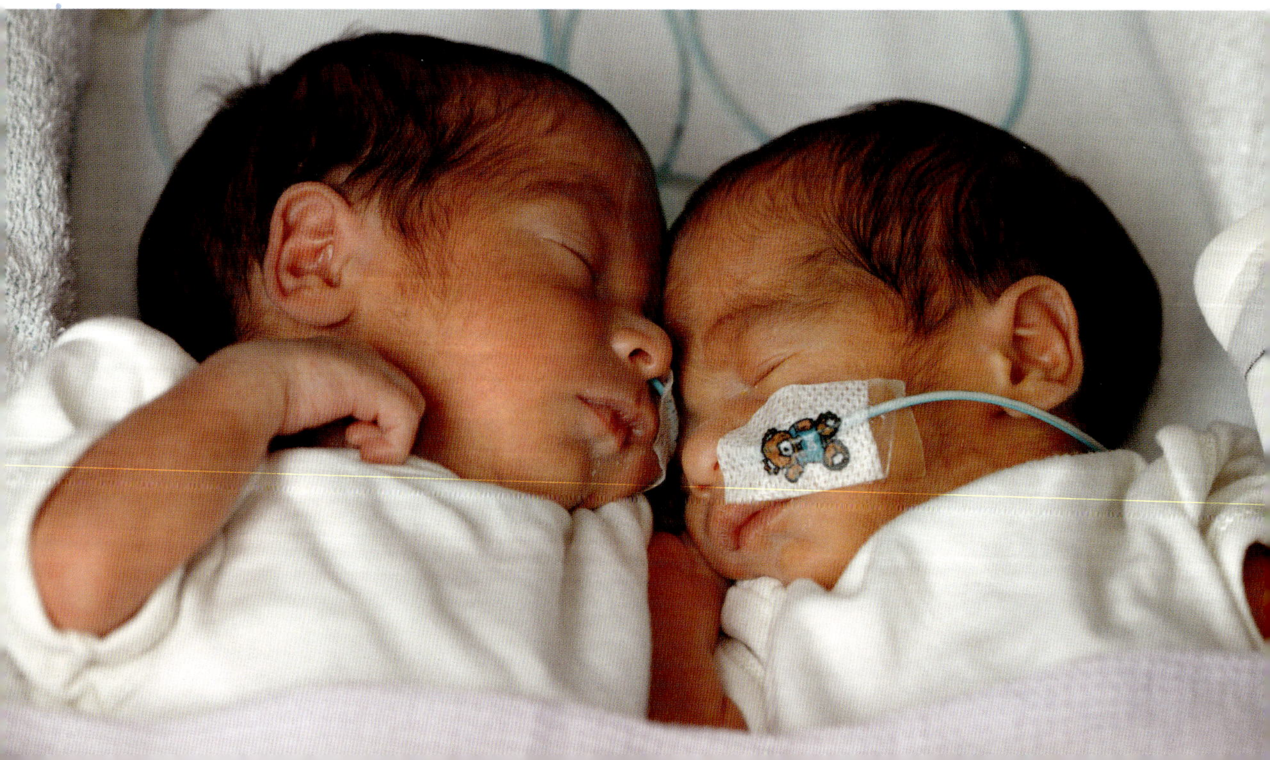

Zeit bessert, wird es immer leichter, die Eltern-Kind-Beziehung zu festigen und den Anblick des kleinen, verletzlichen Wesens in seinem Inkubator zu ertragen. Sie werden feststellen, dass Sie sich in Ihr Baby verlieben und immer seine Eltern sein werden, egal was die Zukunft auch bringt.

Deshalb sind Sie so wichtig Als Eltern können Sie Ihrem Kind ein Gefühl von Geborgenheit geben, sodass es mit dem Stress im Krankenhaus besser umgehen kann. Egal wie oft die Krankenschwestern oder -pfleger das Kind waschen oder seinen Strampelanzug wechseln, sie arbeiten in wechselnden Schichten und haben freie Tage. Doch die Eltern sind immer für ihr Kind da und haben nie die unangenehme Aufgabe, ihm Blut abnehmen oder es künstlich ernähren zu müssen.

Schon früh beginnen Babys, sich zu entspannen, wenn sich ihre Eltern auf der Station befinden. So sinkt zum Beispiel ihre Pulsrate, wenn sie die Stimmen von Mutter oder Vater hören. Auch sehr früh geborene Babys gewöhnen sich schnell an ihre Eltern und bauen eine enge Beziehung zu ihnen auf, wenn sie ihnen Trost spenden und Gesellschaft leisten.

Sobald das Kind kräftig genug ist, können die Eltern weitere Aufgaben übernehmen. Das Pflegepersonal wird Ihnen zeigen, wie Sie Ihr Baby anziehen, sein Gesicht waschen und es später auch baden können. Vielleicht können Sie zudem die Spritze mit seiner Nahrung halten, bis Sie ihm schließlich die Brust geben dürfen. Auf den Seiten 54–57 erfahren Sie, was Sie im Krankenhaus alles für Ihr Baby tun können.

Die Eltern sind ein grundlegender Teil des Behandlungsteams. Wenn wichtige Entscheidungen zu treffen sind, wird man Sie konsultieren und Ihnen alle medizinischen Aspekte erklären. Scheuen Sie sich nicht, nachzufragen, wenn Sie etwas nicht verstanden haben.

MEINE GESCHICHTE

Sophie erzählt …

»Am Anfang war es besonders schwer. Ich hatte solche Angst davor, meine Babys zu verlieren, dass ich keinerlei Gefühle zulassen wollte. Doch nun bin ich voll und ganz für sie da. Es war wirklich hart. Sie kamen in der 26. Woche. Samuel wurde immer kräftiger, doch Leo ging es schlecht. Von Anfang an hatte er eine Infektion nach der anderen. Er ließ sich nicht oral ernähren, weshalb es etwas schwerer für ihn war, Gewicht zuzunehmen. Eigentlich hatte er es in allem schwerer als sein Bruder.

Leo musste eine Zeit lang beatmet werden, Samuel nur einen Tag. Danach reichte für Samuel ein Nasenschlauch, durch den er ein Luft-Sauerstoff-Gemisch bekam, nicht nur reinen Sauerstoff. Seit drei Wochen kann er auch darauf verzichten. Im Grunde hätte er überhaupt keine Atemhilfe nötig gehabt.

Bei Leo lief alles ganz anders. Er war auf die Beatmung angewiesen, denn er hat sehr schwache Lungen.

Man sagte mir, dass er nur sehr langsam kräftiger werden würde, deshalb entschied ich mich, Samuel mit nach Hause zu nehmen. Ich habe vor ihn mitzubringen, wenn ich Leo besuche. Das macht mir größere Sorgen, als wenn beide gleichzeitig nach Hause kämen. Aber Samuel ist jetzt schon so fit und ich finde, er sollte zu Hause sein, wenn sein Zustand es erlaubt.

Die einfachere Lösung wäre natürlich, ihn im Krankenhaus zu lassen, bis ich auch seinen Bruder nach Hause holen kann. Viele Eltern von Zwillingen tun das, aber die beiden sind in ihrer Entwicklung so weit auseinander. Ich finde, es ist Samuel gegenüber nicht fair, ihn länger im Krankenhaus zu lassen als nötig.«

Sophie, Mutter von Samuel und Leo

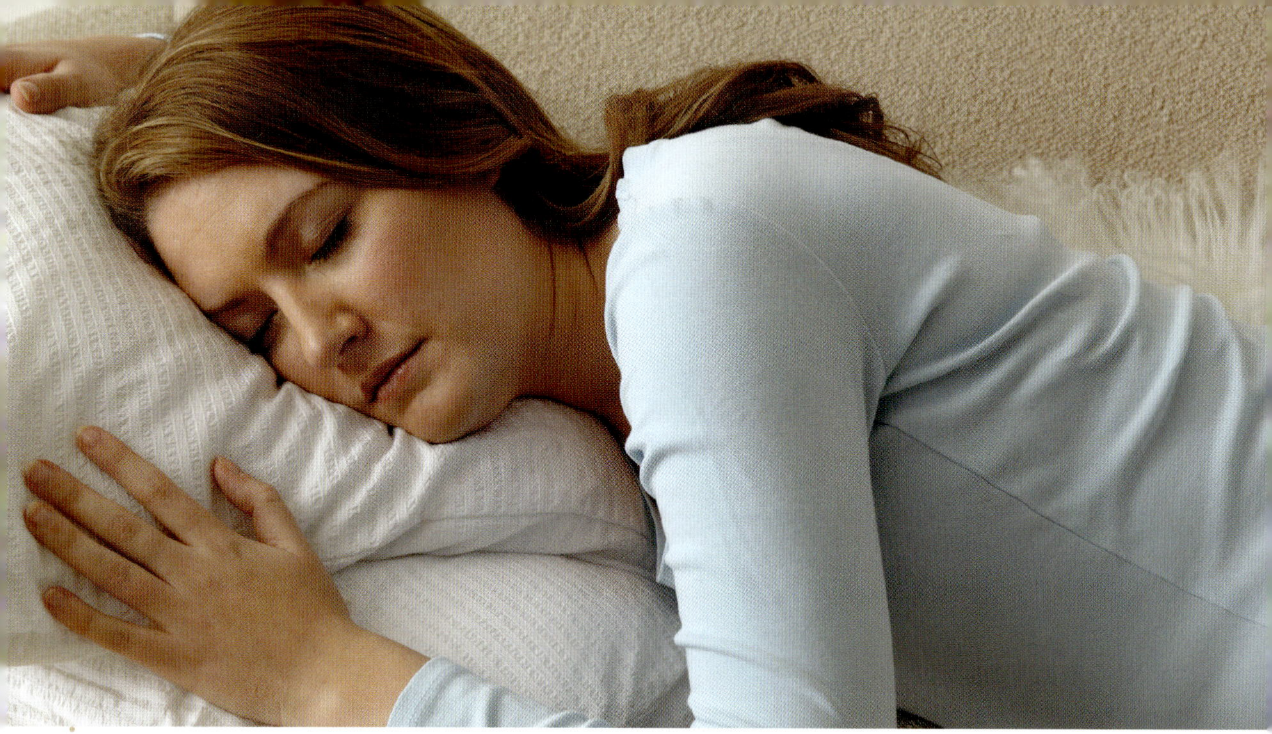

Wenn Ihr Baby in der Klinik bleibt

Ihr Baby muss vielleicht Wochen, manchmal sogar Monate im Krankenhaus verbringen. Es kann sehr schwer sein, es dort zurückzulassen. Sie können sich aber jederzeit telefonisch über den Zustand Ihres Kindes informieren.

Es kann niederschmetternd sein, nach Hause gehen zu müssen, ohne dass Ihr Baby Sie begleiten darf. In ein leeres Haus zurückzukehren, in dem alles schon für die Ankunft des Babys vorbereitet ist, fühlt sich völlig falsch an. Falls Sie noch ein anderes Kind haben, müssen Sie vielleicht so bald wie möglich nach Hause. Wenn die Klinik auch noch sehr weit vom Wohnort entfernt liegt, können Sie das Neugeborene eventuell nicht so oft besuchen, was die Situation noch schwieriger macht.

Als Mutter werden Sie aus dem Krankenhaus entlassen, sobald Sie nach Meinung der Ärzte dazu bereit sind. Wenn das Baby sehr krank ist, besteht vielleicht die Möglichkeit, etwas länger zu bleiben, sofern auf der Wöchnerinnenstation oder im Elternzimmer Platz ist. Oft ist dies jedoch nicht der Fall. Wenn es wahrscheinlich ist, dass ein Baby mehrere Wochen auf der Frühgeborenenstation verbringen muss, ist es für das körperliche und seelische Wohlbefinden der Mutter besser, nach Hause zu gehen und ihr Kind so oft wie möglich zu besuchen.

Auf sich selbst achten Sie sollten sich so viel Ruhe und Erholung gönnen, wie Sie brauchen, sich gesund ernähren und wenn möglich rund um die Uhr alle drei bis vier Stunden Milch abpumpen. Das Abpumpen ist für Ihr Baby sehr wichtig, obwohl es schwierig sein kann, die Milch zum Fließen zu bringen, wenn Ihr Kind sehr früh gekommen ist. Das Abpumpen ist auch immer ein guter Zeitpunkt,

Kräfte sammeln Obwohl es schwer ist, das Baby im Krankenhaus zurückzulassen, ist es wichtig, dass Sie auf sich achten, um für Ihr Kind stark sein zu können.

sich im Krankenhaus nach Ihrem Baby zu erkundigen! Wahrscheinlich schlafen Sie trotz aller Sorge zu Hause besser als im Krankenhaus. Stellen Sie in der Nacht einen Wecker, um oft genug Milch abzupumpen.

Mit der Situation zurechtkommen Es ist völlig normal, dass Sie Tage haben, an denen es Ihnen sehr schwerfällt, mit der Situation umzugehen. Beide Elternteile erleben Hochs und Tiefs, manchmal zu verschiedenen Zeiten, und es ist sehr wichtig, füreinander da zu sein. Trotzdem überstehen manche Beziehungen diese unglaublich anstrengende Zeit leider nicht. Für Alleinerziehende ist vor allem die Unterstützung durch Freunde und Familie sehr wichtig – sowohl in praktischen als auch in emotionalen Angelegenheiten.

Oft ist es eine Erleichterung, das Gespräch mit anderen Eltern auf der Frühgeborenenstation zu suchen. Sie sind mit den Schwierigkeiten der Situation vertraut und geben meistens gerne ihre Erfahrungen weiter. Dies kann ungezwungen bei einem Kaffee nach dem Besuch im Krankenhaus geschehen oder im Rahmen von Selbsthilfegruppen für die Eltern Frühgeborener, die manchmal auch durch Krankenhäuser organisiert werden.

Egal, wie gut informiert Sie sind und wie viel Sie vom Krankenhauspersonal erfahren: Ärzte und Pflegepersonal erleben die Situation nicht aus der Elternperspektive und deshalb sind Gespräche mit anderen Eltern eine gute Ergänzung. Nicht selten entstehen sogar lebenslange Freundschaften zwischen Eltern, deren Kinder gemeinsam auf der Frühgeborenenstation lagen.

Scheuen Sie sich nicht, die angebotene Hilfe von Freunden und Familie auch in Anspruch zu nehmen – ob es sich nun um ein offenes Ohr, eine Schulter zum Ausweinen, eine Fahrt zum Krankenhaus oder Babysitten für Ihre anderen Kinder handelt. Manchmal hilft Ihnen vielleicht auch schon eine tröstliche Umarmung.

Eltern berichten oft, wie emotional anstrengend und auslaugend es ist, ein Baby auf der Frühgeborenenstation zu haben. Es ist deshalb wichtig, ab und zu vom Krankenhaus wegzukommen. Verbringen Sie Zeit mit Ihrem Partner, Ihrer Familie und Freunden. Gehen Sie essen oder ins Kino oder machen Sie einen Ausflug mit Ihren älteren Kindern. Unternehmen Sie alltägliche Dinge, auch wenn Sie das Gefühl haben, außerhalb von Raum und Zeit zu leben.

» Ich fühlte mich schuldig, ihn allein zu lassen. Er war in guten Händen, aber ich wollte immer bei ihm sein. «

Claudia, Mutter von Elias

TIPPS

Eltern raten …

» Bitten Sie um Hilfe und unternehmen Sie so viel Sie können. Man muss noch am normalen Leben teilhaben, sonst verliert man jeglichen Bezug. «

Claudia, Mutter von Elias

» Verbringen Sie auch außerhalb der Klinik Zeit mit Ihrem Partner. Sie brauchen auch Zeit füreinander. «

Anja, Mutter von Fabian

Geschwister und andere Personen

Wenn Ihr Baby in der Klinik bleiben muss, löst dies bei Ihren anderen Kindern vielleicht Eifersucht oder Ängste aus. Ihre Zuwendung ist dann sehr wichtig. Außenstehenden die Situation mitzuteilen kann schwierig sein.

Geschwister Es fällt Ihnen vielleicht schwer, sich um Ihre übrigen Kinder zu kümmern, da Sie so viel Zeit wie möglich mit Ihrem Baby verbringen wollen. Erkundigen Sie sich, ob es erlaubt ist, Ihre älteren Kinder auf die Frühgeborenenstation mitzubringen. Für diese ist es jedoch nicht immer angenehm, viel Zeit dort zu verbringen, da im Krankenhaus natürlich Ruhe herrschen muss. Überlegen Sie also, ob Sie sie wirklich mitbringen wollen.

Die Reaktionen der Kinder auf das Frühgeborene können vom Zustand des Babys abhängen und davon, wie intensiv es medizinisch versorgt werden muss. Wenn es an viele Schläuche und Kabel angeschlossen und von Maschinen umgeben ist, kann

» Die Menschen wissen nicht, wie sie reagieren sollen. Man hat ein Kind bekommen, aber niemand ist in Feierstimmung. «

Karolin, Mutter von Anna

Brüder und Schwestern Egal wie besorgt Sie sind, es ist wichtig, Zeit mit Ihren anderen Kindern zu verbringen, damit diese wissen, dass Sie noch für sie da sind.

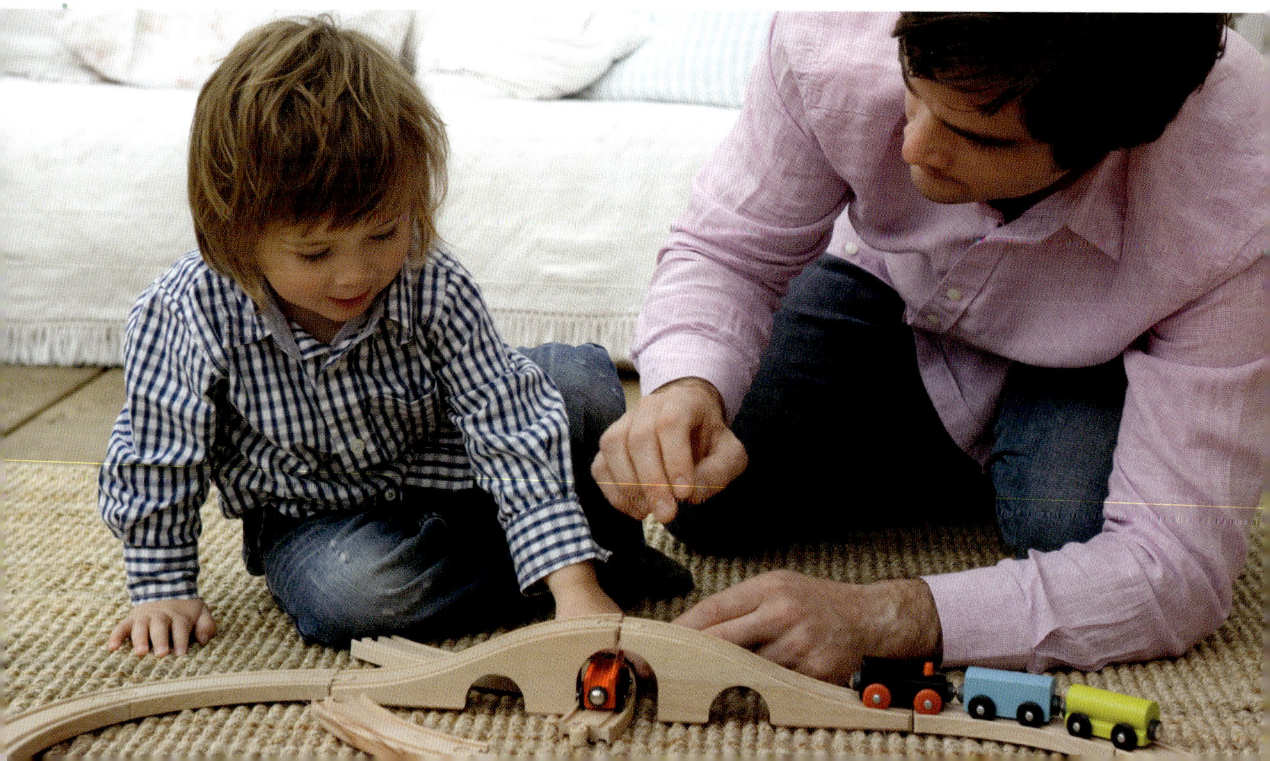

das für Kinder beängstigend sein. Erklären Sie ihnen den Zustand des neuen Geschwisterchens und wie es von den Geräten versorgt wird.

Es ist nicht ungewöhnlich, dass die Geschwister eines Frühgeborenen mit Ablehnung und Eifersucht darauf reagieren, wie viel Aufmerksamkeit das Baby bekommt, insbesondere wenn Sie jeden Tag lange abwesend sind, um es im Krankenhaus zu besuchen. Versuchen Sie, den Tagesablauf Ihrer Kinder möglichst unverändert zu lassen, und versichern Sie ihnen, dass sich an Ihrer Liebe für sie nichts geändert hat.

Ältere Kinder verstehen zum Teil, was vor sich geht, und bemerken den Stress und die Sorge ihrer Eltern. In diesem Fall sollten Sie die Situation mit ihnen besprechen und ihre Fragen ehrlich beantworten.

Abhängig vom Alter Ihrer Kinder können Sie sie in die Pflege Ihres Babys mit einbeziehen. Sie können zum Beispiel dem Baby im Inkubator vorlesen und mit ihm sprechen oder seine Flasche halten, sobald es auf diese Art gefüttert werden kann. Sich um das Baby zu kümmern erleichtert es Kindern, eine Beziehung zu ihm aufzubauen, und sie fühlen sich dadurch wichtig und ernst genommen.

MEINE GESCHICHTE

Sophie erzählt …

» Wenn jemand sagt: ›Herzlichen Glückwunsch!‹, denkt man sich, dass man das bisher noch von keinem gehört hat. Am Anfang bekommt man nicht viele Karten, keine Geschenke, keine Blumen. Es ist, als würden alle bedauern, dass das Kind so früh gekommen ist. Ich denke, die meisten Verwandten und Freunde sind am Anfang einfach zu besorgt, dass noch etwas passiert, was ja auch durchaus der Fall sein kann. Es ist alles sehr seltsam, weil man ein Baby hat, aber sich noch nicht wie eine Mutter fühlt. «

Sophie, Mutter von Samuel und Leo

» Uns war klar, dass auch Samuel diesen Alptraum durchmacht. Es ist entscheidend, den anderen Kindern zu zeigen, dass sie genauso wichtig sind. «

Anja, Mutter von Fabian

Reaktionen Außenstehender Wenn sie von der Geburt eines frühgeborenen oder kranken Babys erfahren, wissen viele Menschen nicht, wie sie reagieren sollen. Soll man gratulieren oder sein Beileid ausdrücken? Freunde und Bekannte wissen vielleicht nicht, ob eine bestimmte Reaktion unangebracht oder beleidigend auf Sie wirken könnte.

Die Geburt Ihres Kindes ist ja zunächst ein Grund zur Freude, aber manche mögen sich fragen, ob eine Glückwunschkarte zu schicken unsensibel ist, was ein passendes Geschenk sein könnte oder ob sie Ihnen überhaupt etwas schenken sollen. Freunde und Familie befürchten, zu neugierig zu sein oder dass Sie nicht über die Situation reden möchten. Manche Eltern wollen jedes Detail des Zustands ihres Babys und seiner Behandlung besprechen, andere finden es schwierig sich zu öffnen und wissen nicht, wie weit sie sich mitteilen sollen. Obwohl dies eine sehr schwierige und besorgniserregende Zeit ist, sollten Sie so viel oder wenig erzählen, wie Sie selbst möchten. Vielleicht fällt es Ihnen auch leichter, den Leuten Ihre Neuigkeiten per E-Mail zukommen zu lassen.

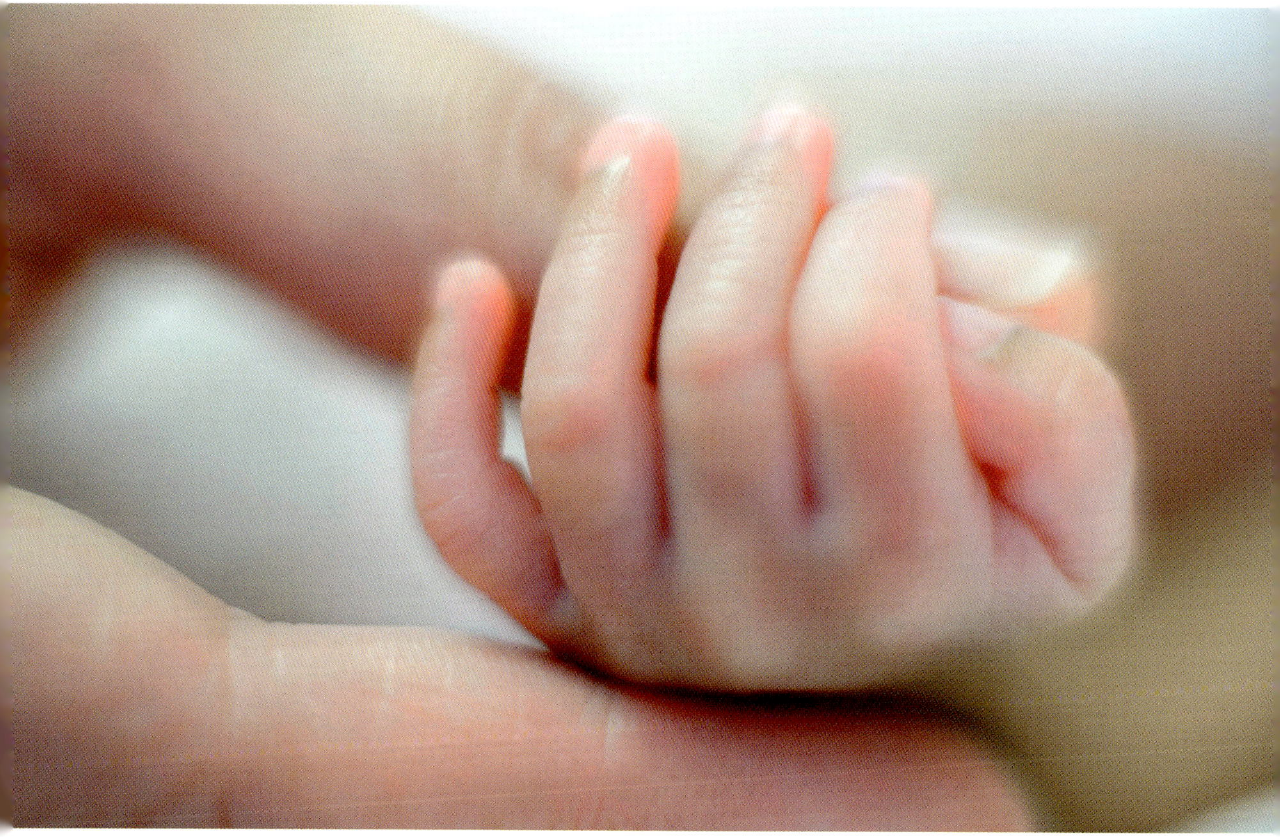

Die Pflege des Babys

Es ist normal, wenn Sie zunächst nicht wissen, wie Sie mit dem Frühgeborenen umgehen sollen. Doch schon bald wird es Sie wiedererkennen und aus Ihrer Gegenwart Geborgenheit schöpfen.

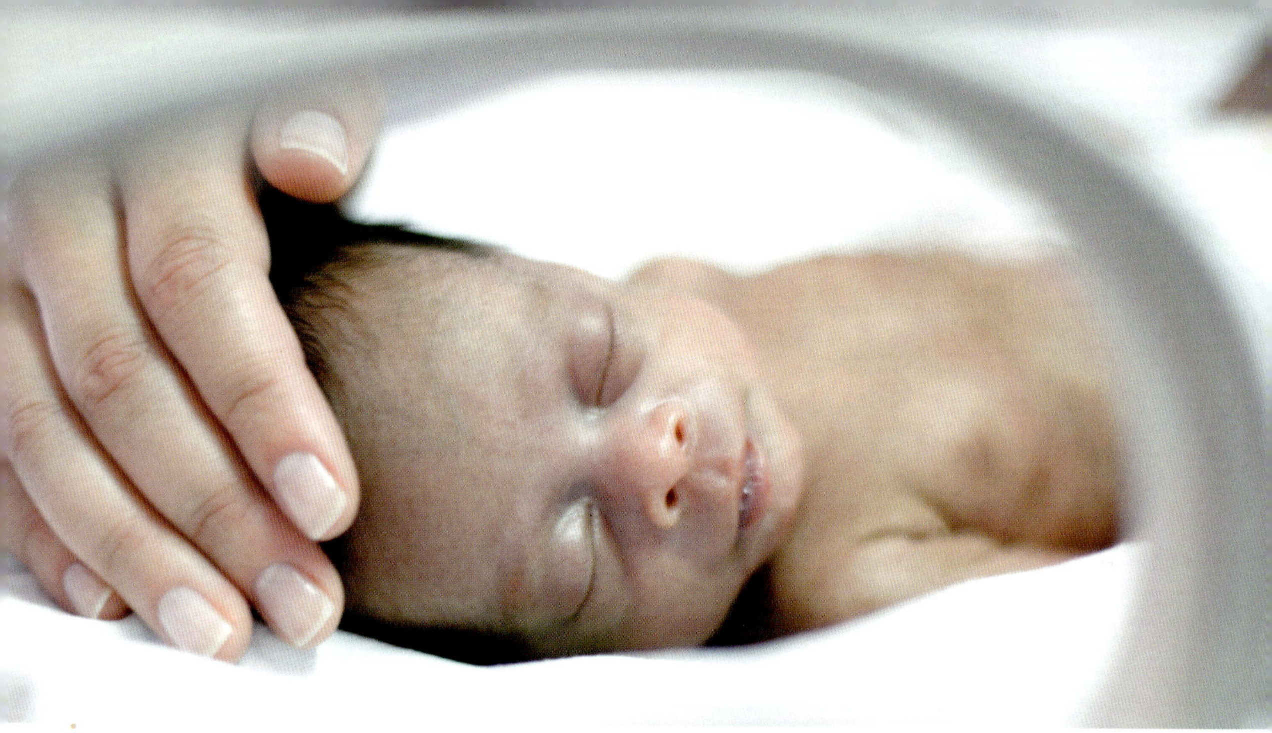

Das Verhalten von Frühgeborenen

Jedes Baby hat von Beginn an eine Persönlichkeit. Sie werden feststellen, dass sein Verhalten auch von seinem Entwicklungsstadium und von eventuellen Krankheiten abhängt.

Man kann sich nur vorstellen, wie es sich für ein Baby anfühlt, die kuschelig warme Umgebung der Gebärmutter zu verlassen und dem Licht und den Geräuschen der Außenwelt ausgesetzt zu sein. Wenn man schwanger wird, denkt man wohl kaum daran, sein Baby nach der Geburt vielleicht auf einer Frühgeborenenstation unterbringen zu müssen. Wenn ein Kind entgegen der Erwartungen zu früh oder krank geboren wird, hat man möglicherweise das Gefühl, nichts zu seiner Pflege beitragen zu können. Doch auch die kleinsten Babys profitieren von der Zuwendung ihrer Eltern.

Termingerecht geborene Kinder können sehen, hören, fühlen und schmecken und verfügen über bestimmte Reflexe, wie den Such- und Saugreflex (dabei dreht ein Baby auf der Suche nach der Brust seinen Kopf, wenn es an der Wange berührt wird). Das Verhalten und die Fähigkeiten Frühgeborener hängen dagegen vom Zeitpunkt der Geburt und von ihrer individuellen Entwicklung ab.

Schlaf Frühgeborene Babys schlafen normalerweise mehr als voll ausgereifte, nämlich bis zu 20 Stunden pro Tag. Wegen der festen Abläufe auf der Frühgeborenenstation lernen viele, regelmäßig zu essen und zu schlafen, was vieles erleichtert, sobald sie mit nach Hause genommen werden können. Auch wenn die Babys von den Ärzten auf der Station von Kopf bis Fuß untersucht werden, schlafen sie danach meistens sofort wieder ein.

Anpassung im Schlaf Während sie sich an das Leben außerhalb der Gebärmutter gewöhnen, verschlafen Frühgeborene einen Großteil des Tages.

Sehen Bei Frühgeborenen befindet sich der Sehsinn noch in der Entwicklung und reift als einer der letzten Sinne. Obwohl etwas visuelle Stimulation wichtig ist, sollten die Augen nicht für längere Zeiträume hellem Licht ausgesetzt sein, da die Lider dünn sind und wenig Schutz bieten. Deshalb ist das Licht auf Frühgeborenenstationen gedimmt und die Inkubatoren sind oft zugedeckt. Auch wenn die Augen des Babys vielleicht gelegentlich zucken, können sie trotzdem noch fest geschlossen sein. Erst ab der 30. Woche sind sie vollständig geöffnet, und Ihr Baby sieht Ihnen freudig ins Gesicht. Machen Sie sich keine Sorgen, falls es etwas schielt. Auch termingerecht geborene Babys tun das oft, da die Koordination der Augen erst nach einigen Monaten vollständig ausgereift ist.

Viele Gelegenheiten, Ihr Gesicht zu sehen, sind gut für Ihr Baby. Sie können Fotos von sich an die Außenseite des Inkubators kleben, mit denen es sich beschäftigen kann. Bei Frühgeborenen besteht das Risiko einer ernsthaften Netzhauterkrankung, der sogenannten »Frühgeborenen-Retinopathie«. Sie kann das Augenlicht beeinträchtigen, weshalb die Babys standardmäßig darauf untersucht werden (siehe Seite 73).

Hören Das Personal auf der Frühgeborenenstation redet viel mit den Babys und oft fragen sich die Eltern, ob ihre Kinder überhaupt schon hören können. Das Gehör entwickelt sich bereits in der Gebärmutter, wo das Baby Geräusche wie die Stimme der Mutter wahrnimmt. Deshalb sind Babys bei der Geburt bereits mit dieser vertraut und erkennen sie wieder. Befindet sich Ihr Baby in einem geschlossenen Inkubator, öffnen Sie falls möglich die Luke, wenn Sie mit ihm reden, sodass Ihre Stimme nicht verzerrt wird. Wenn Sie Ihr Baby an die Brust legen, hört es das vertraute Geräusch Ihres Herzschlags. Plötzliche laute Geräusche wie Telefonläuten und Unterhaltungen können einem Baby großen Stress bereiten, weshalb das Personal versucht, so etwas zu vermeiden. Erschrickt Ihr Kind über ein Geräusch,

> »Ich sah ihm stundenlang in die Augen. Man sagt, Augen sind das Fenster zur Seele, und bei Elias stimmte das.«
>
> *Claudia, Mutter von Elias*

Winzige Schnuller Mithilfe besonders kleiner Schnuller können Frühgeborene das Saugen üben, auch wenn sie noch nicht aus der Flasche oder an der Brust trinken.

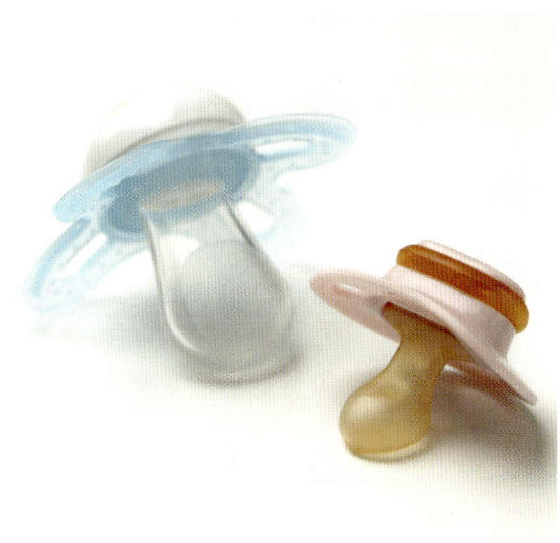

hilft Ihre vertraute Stimme, es zu beruhigen und zu trösten.

Saugen Obwohl der Saugreflex bei Frühgeborenen noch nicht voll ausgebildet ist, halten sie sich gerne die Hände vors Gesicht oder nehmen zur Beruhigung einen Finger in den Mund. Es gibt auch winzige Schnuller speziell für Frühgeborene, mit denen sie in Vorbereitung für das Stillen das Saugen und Schlucken üben können.

Berührung Die Haut ist bei Frühgeborenen sehr empfindlich, da sie über mehr Rezeptoren verfügt als die von Erwachsenen. Ganz leichte »kitzelnde« Berührungen können ihnen unangenehm sein, sie bevorzugen sanften, aber festen Druck, der ihnen Geborgenheit vermittelt. Wurde das Baby sehr früh geboren, geht das möglicherweise so weit, dass jede Berührung eine Überstimulation darstellt. Falls die Haut Ihres Babys noch derart empfindlich ist, können Sie ihm sanft einen Ihrer Finger zum Greifen anbieten, um trotzdem Körperkontakt herzustellen.

Berührungen sind die ersten Reize, die ein Baby wahrnimmt, und es lässt Sie durch verschiedene Bewegungen und Gesichtsausdrücke wissen, ob es die Berührung als angenehm empfindet oder nicht (siehe Seite 52 »So kommuniziert das Baby mit Ihnen«).

Babys fühlen sich sicherer und geborgener, wenn man ihnen im Inkubator mit einer Decke ein kuscheliges Nest bereitet. So haben sie etwas, gegen das sie treten können. Das erinnert sie an die vertraute Umgebung der Gebärmutter.

Schmecken Studien haben gezeigt, dass Babys bereits innerhalb der Gebärmutter süße Geschmäcker bevorzugen und süßes Fruchtwasser lieber schlucken.

Vor unangenehmen Prozeduren wie Fersenblutentnahmen oder dem Einführen von Kanülen erhalten Babys auf der Frühgeborenenstation deshalb oft einige Tropfen Zuckerlösung, um sie abzulenken und das Schmerzempfinden zu reduzieren (mehr zum Thema Schmerzen bei Frühgeborenen siehe Seite 60).

Riechen Auch Frühgeborene können bereits riechen. Ihr Baby wird Sie schon kurz nach der Geburt am Geruch erkennen. Das wird es beruhigen, vor allem, weil Frühgeborene viele Stunden mit geschlossenen Augen verbringen.

Sie können ein Plüschtier oder eine Mullbinde am Körper tragen, sodass diese ihren Geruch annehmen, und sie dann Ihrem Baby zur Beruhigung in den Inkubator legen. Vermeiden Sie sehr starke Gerüche wie Parfüm, die für Ihr Baby unangenehm sein könnten.

Wenn Sie Ihr Baby an die Brust legen, erkennt es den Geruch Ihrer Milch. Das erleichtert später das Stillen, denn das Baby weiß bereits, was es erwartet und wonach es suchen muss.

Schreien Frühgeborene schreien zu Beginn nur sehr wenig, und wenn, dann meist nur einen kurzen Moment. Sie lassen sich leicht durch Ihren vertrauten Geruch oder den Klang Ihrer Stimme beruhigen.

Bewegung Die Körperspannung ist bei Frühgeborenen sehr gering, ihre Muskeln sind noch schlaff und weich. Wenn sie nicht abgestützt werden, strecken sie deshalb die Gliedmaßen von sich. Sobald sie älter werden, nimmt auch ihre Muskelaktivität zu und sie beginnen, die Arme und Beine zu bewegen oder an ihren Fingern zu saugen. Bald kann Ihr Baby den Kopf drehen und Sie ansehen.

Doppelpack Wenn sie stabil sind, können Zwillinge zumindest zeitweise im selben Inkubator liegen und sich gegenseitig Trost und Geborgenheit spenden.

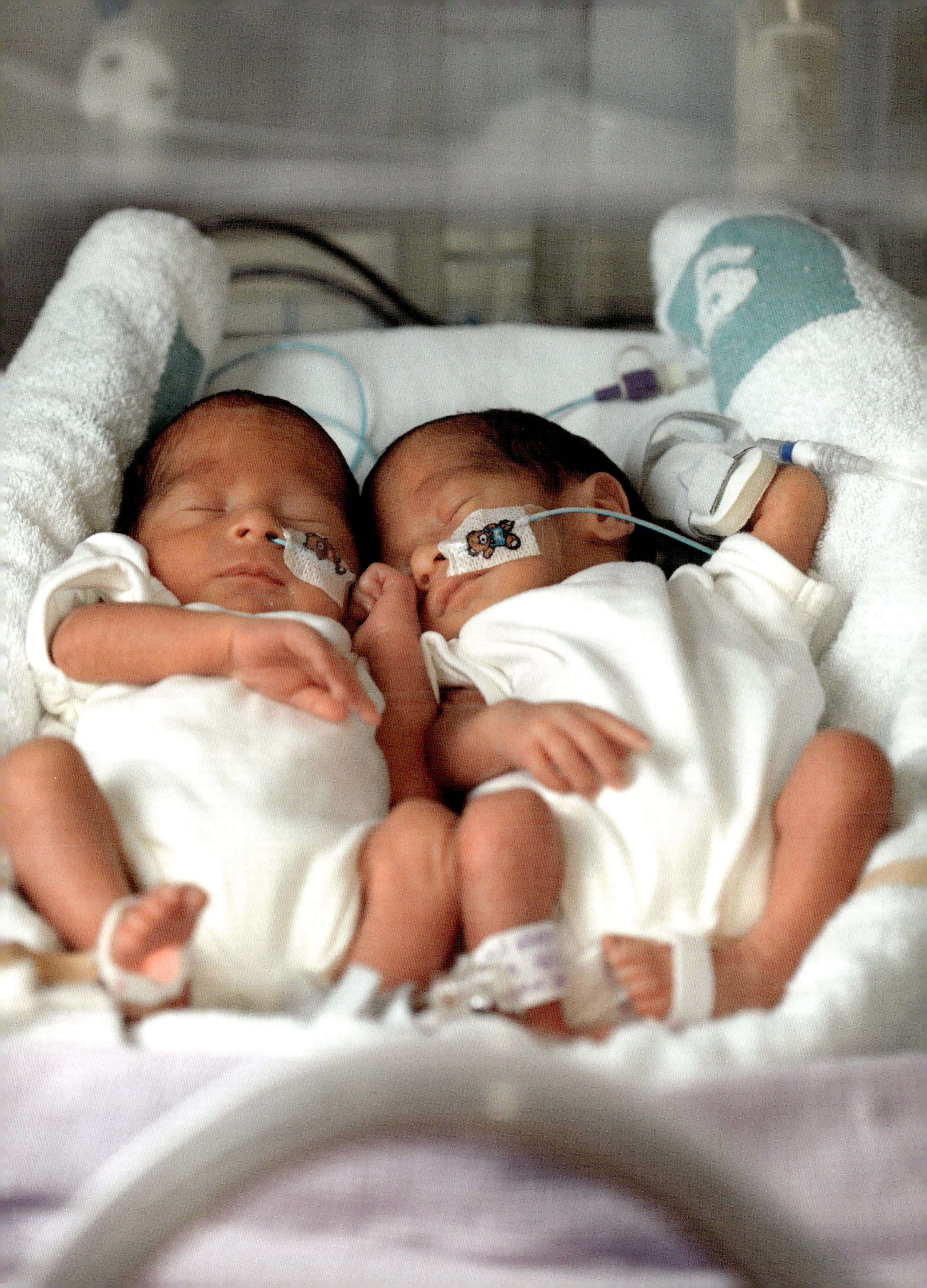

Eine Bindung zum Baby herstellen

Sie werden sich zunächst fragen, wie Sie eine Bindung zu Ihrem winzigen Baby im Inkubator herstellen sollen. Tatsächlich kommuniziert es aber vom ersten Tag an mit Ihnen. Wenn Sie darauf reagieren, wird Ihre Bindung wachsen.

Wenn Sie Ihr winziges Baby im Inkubator liegen sehen, werden Sie sich kaum vorstellen können, wie Sie eine Bindung zu ihm herstellen sollen. Tatsächlich kommuniziert es aber vom ersten Tag an mit Ihnen. Wenn Sie darauf reagieren, werden Sie sich besser kennenlernen und Ihre Bindung wächst.

Eine Beziehung aufzubauen kann schwierig sein, wenn man Angst hat. Manche Eltern haben Angst davor, sich zu stark an Ihr Baby zu binden, weil Sie es verlieren könnten – vor allem, wenn es sehr klein oder krank ist.

Versuchen Sie, die Sache so zu sehen: Auch wenn Sie Ihrem Baby nur wenige Momente nahe sein können und es dann verlieren – es wäre sehr viel schlimmer, das Baby zu verlieren, ohne je eine Verbindung zu ihm hergestellt zu haben. Selbst wenige gemeinsam verbrachte Stunden oder Tage werden in der Erinnerung nicht so quälend sein wie das Bedauern, keinerlei Beziehung zum Baby gehabt zu haben.

MEINE GESCHICHTE

Sara erzählt ...

» In den ersten Tagen wollte ich, dass er stirbt. Es war schrecklich. Ich dachte nur, lass ihn gehen, lass ihn einfach ganz friedlich und ohne Schmerzen gehen. Ich wollte auf keinen Fall, dass er Schmerzen hat.

Nach einigen Tagen, als er einigermaßen stabil war und noch atmete, wenn auch mithilfe eines Gerätes, sah ich ihn an und erkannte: ›Das ist mein Sohn! Wie konnte ich ihn nur nicht wollen? Er wird es schaffen und nach Hause kommen.‹

Ich hatte nun zwei Kinder, einen Sohn und eine Tochter. Wir brachten unsere iPods mit und spielten ihm schöne Musik vor. Wir versuchten alles zu tun, was wir konnten, und wir verliebten uns in ihn, auch wenn wir ihn zunächst nicht halten durften. Als das endlich erlaubt wurde, bestärkte es mich nur darin, dass ich dieses Kind wie verrückt liebte. «

Sara, Mutter von Lina und Max

So kommuniziert das Baby mit Ihnen

Auch sehr früh geborene Babys können kommunizieren. Sie werden schnell herausfinden, was Ihrem Baby gefällt und was nicht. Sie werden lernen, was ihm Unbehagen verursacht, und merken, wie es sich entspannt, wenn Sie es beruhigen. Kleine Erfolgserlebnisse wie diese stärken die Beziehung zwischen Eltern und Kind.

Wenn Ihr Baby etwas nicht mag, wird es

- Hand oder Fuß wegziehen, wenn man es berührt,
- Grimassen schneiden,
- den Kopf wegdrehen,
- die Stirn runzeln,
- weinen,
- den Körper durchdrücken.

Wenn es gestresst ist, kann es auch

- Schluckauf bekommen,
- fahrige, rudernde Bewegungen machen,
- besonders schreckhaft sein,
- gähnen,
- schlecht schlafen,

» Man konzentriert sich zunächst mehr auf die Gesundheit. Ich musste mein ganzes Vertrauen den Ärzten schenken – die Bindung zum Baby kam später. «

Sven, Vater von Fabian

- Augenkontakt vermeiden,
- die Finger weit spreizen,
- Arme und Beine ausbreiten.

Wenn es sich entspannt, wird

- seine Atmung regelmäßig,
- seine Sauerstoffsättigung steigen,
- sein Herzschlag ruhiger.

Selbst sedierte Babys zeigen Reaktionen. Bei Stress steigt der Sauerstoffverbrauch, die Atmung wird unregelmäßig, das Baby verspannt sich und man erkennt deutlich, dass es sich nicht wohlfühlt.

So können Sie den Stress fürs Baby reduzieren:

- Achten Sie darauf, wie es auf Licht, Geräusche und Berührungen reagiert, und passen Sie Ihr Verhalten entsprechend an.
- Sprechen oder singen Sie ihm etwas vor.
- Legen Sie es in Embryohaltung (auf dem Bauch mit angezogenen Knien).

Das Pflegepersonal, das sich um Ihr Baby kümmert, wird fortwährend nach Anzeichen von Unbehagen suchen. Wenn sich ein Baby auffällig verhält, erfolgt sofort eine Meldung an den Arzt.

In Bewegung Ihr Baby zeigt Ihnen mit fahrigen Bewegungen oder ungewöhnlicher Schreckhaftigkeit, dass es sich unwohl fühlt.

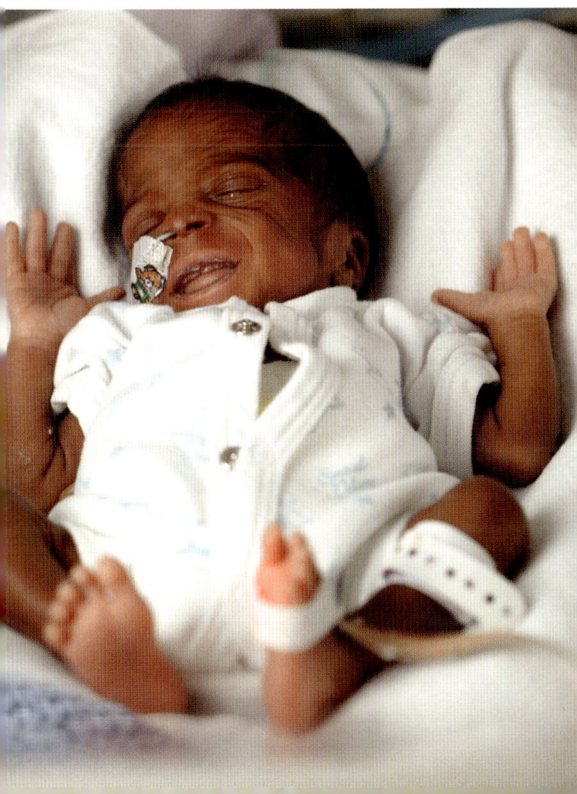

Gähnen Das Baby gähnt, wenn es sich unwohl fühlt. Wenn es dabei jedoch entspannt wirkt, ist es vielleicht nur müde. Wenn Sie sich nicht sicher sind, fragen Sie das Personal.

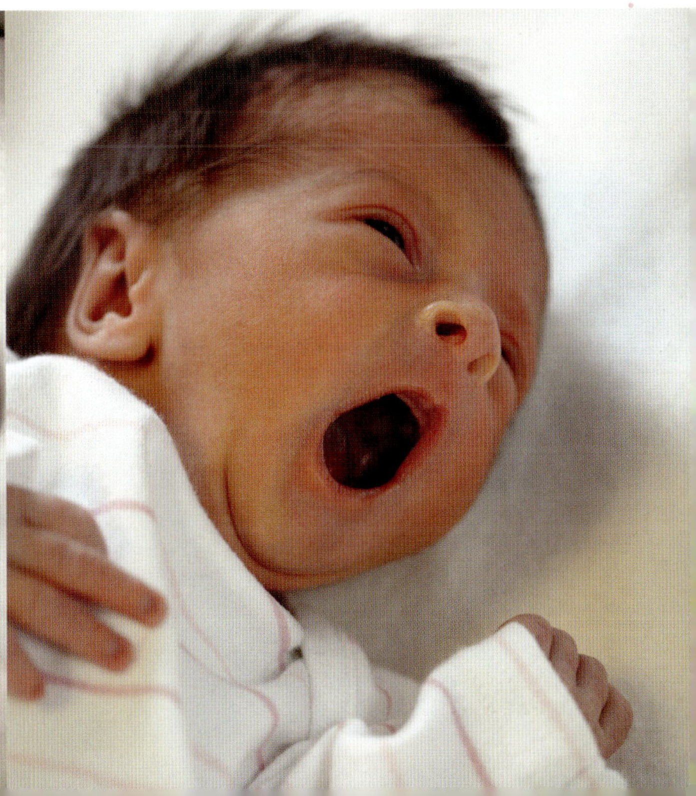

Liebevolle Zuwendung

Es gibt vieles, was Sie auf der Frühgeborenenstation für Ihr Baby tun können, etwa seine Hand halten, mit ihm sprechen, ihm vorsingen oder seine Windeln wechseln. Das Pflegepersonal wird Ihnen erklären, wie Sie es machen sollen.

Schwestern und Pfleger werden Sie dazu ermuntern, so bald wie möglich an der täglichen Pflege Ihres Babys teilzuhaben. Keine Sorge, wenn Sie noch nicht wissen, wie Sie mit ihm umgehen sollen, oder wenn Sie Angst haben, sich dumm anzustellen. Man wird Ihnen jeden Handgriff ganz genau zeigen, egal ob es ums Waschen des Babys oder ums Windelwechseln geht.

Möglicherweise fühlen Sie sich unbehaglich, wenn Sie neben dem Inkubator Ihres Babys sitzen, weil Sie befürchten, im Weg zu sein. Vielleicht kommen Sie sich zwischen all den Profis auf der Station überflüssig vor. Das trifft aber überhaupt nicht zu. Selbst wenn Ihr Baby schläft, bauen Sie Beziehungen zum Personal auf, das sich um Ihr Kind kümmert. Sie können

- Ihr Baby berühren,
- mit Ihrem Baby sprechen,
- Ihrem Baby vorlesen (dafür ist es nie zu früh),
- Ihrem Baby vorsingen,
- Stimmen aufnehmen, die das Personal Ihrem Baby vorspielt, wenn Sie nicht da sind,
- Sachen mitbringen, die das Baby anschauen kann, etwa Fotos von der Familie, die an den Inkubator geklebt werden,
- Stofftierchen in den Inkubator legen, die nach Ihnen riechen, der vertraute Geruch wirkt tröstlich,
- Ihre Milch abpumpen, wenn Ihr Baby schon Milch trinken kann.

In die tägliche Pflege des Babys auf der Station eingebunden zu werden und damit Verantwortung zu übernehmen, kann erst einmal abschreckend

»Als er im Inkubator lag, hielten wir seine Hand oder legten unsere Hand an seinen Kopf. Wir sprachen mit ihm und lasen ihm vor.«

Frank, Vater von Jonas

Hand halten Eine sanfte, liebevolle Berührung ist die schönste Art der Kommunikation mit dem Baby, besonders, wenn Sie es noch nicht halten dürfen.

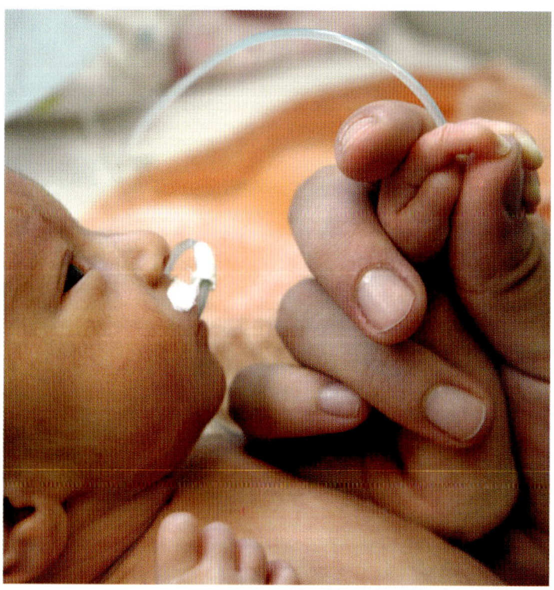

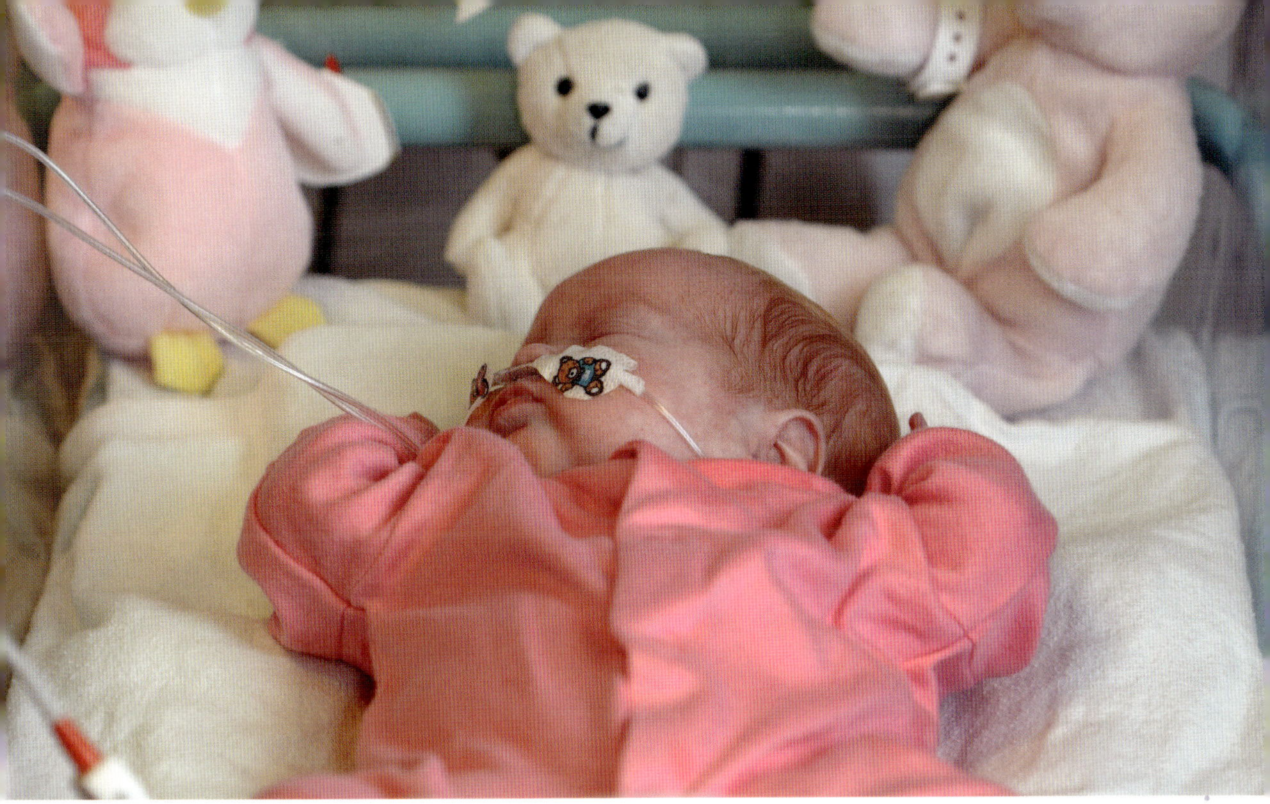

Kuschelige Gesellschaft Weiche Stofftiere oder andere Dinge, die nach Ihnen riechen, trösten Ihr Baby, wenn Sie nicht selbst bei ihm sein können.

wirken. Es erscheint so viel einfacher, dem Personal das Füttern, Waschen und Windelwechseln zu überlassen. Aber es dient sowohl Ihnen als auch dem Baby, wenn Sie Teil seines Tagesablaufs werden. Sie können viele praktische Dinge für Ihr Baby tun, egal ob es im Inkubator liegt, noch am Beatmungsgerät hängt oder schon kurz vor der Entlassung steht.

Je nachdem, wie klein oder krank Ihr Baby ist, können Sie

- seine Windeln wechseln,
- seine Haut eincremen,
- sein Gesicht und seine Hände waschen,
- es baden, wenn es stabil genug ist,
- mit ihm kuscheln. Das ist auch mit Babys am Beatmungsgerät möglich, wenn sie dafür stabil genug sind.

Ihr Baby wird am Klang Ihrer Stimme und an Ihrem Geruch erkennen, dass Sie sich um es kümmern und es pflegen. Es fühlt sich geborgen und die Bindung zwischen Ihnen wird gestärkt. Manche Mütter und Väter sind am Anfang sehr nervös, doch mit der Übung wächst die Erfahrung und damit auch das Selbstvertrauen.

Windeln wechseln Das Pflegepersonal wird Ihnen zeigen, wie Sie den Po Ihres Babys säubern und seine Windeln wechseln können. Ihr Baby trägt spezielle Windeln für Frühgeborene, weil normale Windeln zu groß sind. Sie wechseln die Windeln eines Frühgeborenen genauso wie die eines jeden Babys, nur dass Ihres im Inkubator liegt und Sie durch die Löcher an den Seiten hineingreifen müssen. Das ist zunächst ungewohnt, aber einfach nur eine Sache der Übung.

Eventuell sind beim Windelwechseln Schläuche und Drähte im Weg. Man wird Sie aber genau informieren, welche unbedingt dranbleiben müssen und welche für kurze Zeit entfernt werden können.

Weil die Haut Ihres Babys so zart ist, können Sie keine herkömmlichen Säuberungstücher verwenden. Die darin enthaltenen Chemikalien würden seine empfindliche Haut zu sehr reizen. Stattdessen nehmen Sie Watte und abgekochtes Wasser, das auf eine angenehme Temperatur abgekühlt ist.

» Die Schwester sagte: ›Sind Sie bereit, die Windeln zu wechseln?‹ Ich dachte, Sie spricht mit jemand anderem. Ich antwortete: ›Denken Sie, dass ich bereit bin?‹ «

Tom, Vater von Leo

Das Baby waschen Für die Gesichtspflege Ihres Babys verwenden Sie steriles Wasser und Mull. Wenn Ihr Baby einen Nasenschlauch hat, kann es sein, dass seine Lippen krustig werden und dadurch schwieriger zu säubern sind.

Das Baden des Babys kann die Bindung stärken und ist eine gute Übung für die Zeit, wenn Sie Ihr Baby mit nach Hause nehmen dürfen. Bei sehr früh geborenen Babys werden nur Hände, Gesicht und Windelbereich gewaschen, während sie im Inkubator liegen. Stabilere Babys können aber durchaus ein Bad nehmen. Das Personal wird Ihnen alle Handgriffe zeigen und Ihnen zur Seite stehen.

Denken Sie daran, dass die Haut Ihres Babys sehr dünn und empfindlich ist. Sie müssen es daher ganz sanft waschen, damit Sie ihm nicht wehtun. Parfümierte Babyprodukte sind nicht geeignet, weil sie die Haut reizen können. Abgekühltes, abgekochtes Wasser oder eine milde Babyseife reichen völlig aus.

Zum Reinigen der Augen verwenden Sie am besten für jedes Auge ein neues Stück Mull. Säubern Sie die Augen nie mit Watte! Es ist normal, dass Sie

Katzenwäsche Sie können das Gesicht Ihres Babys mit Mull und etwas Wasser säubern, auch wenn es noch Schläuche in Mund oder Nase hat.

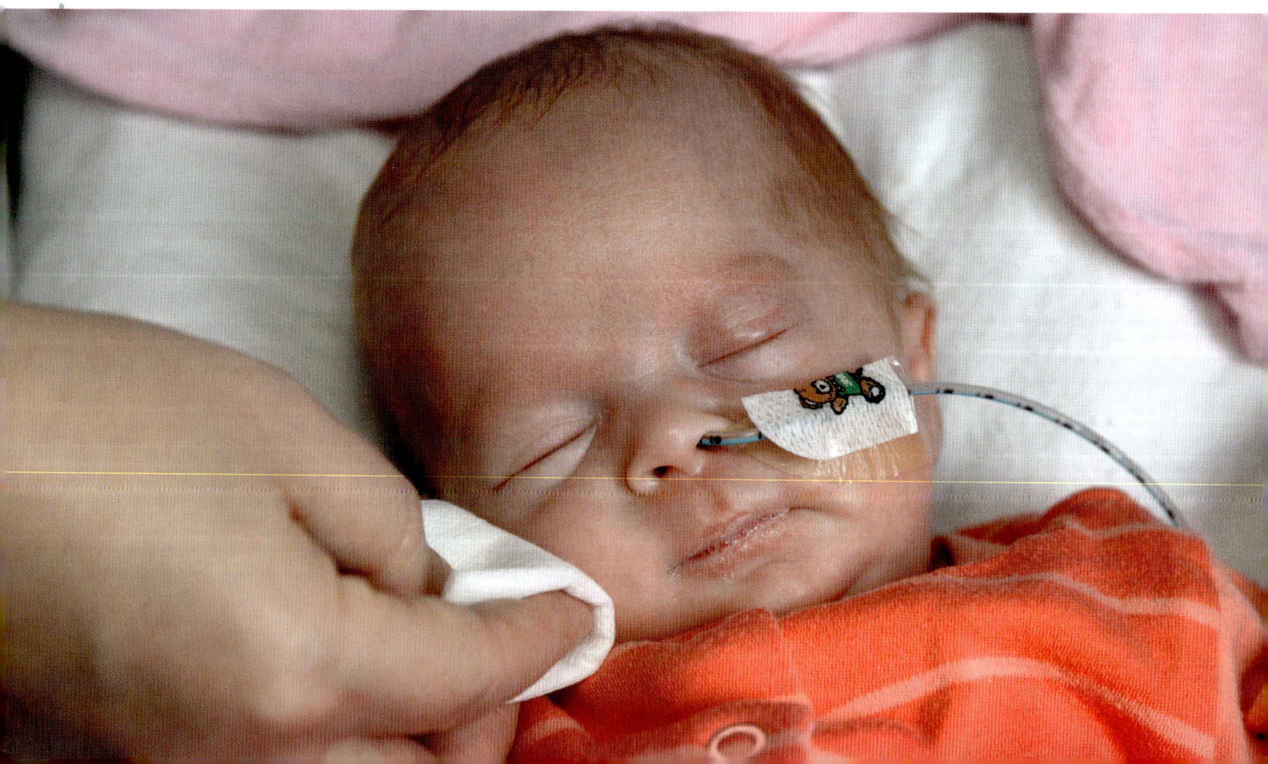

sich zunächst unsicher fühlen. Das Personal zeigt Ihnen, wie fest Sie zufassen dürfen und wie Sie das Baby halten müssen. Die anfängliche Aufregung legt sich und Sie werden bald routiniert mit Ihrem Baby umgehen.

Babymassage Babys machen auf der Früh- und Neugeborenenstation oft unangenehme oder schmerzhafte Erfahrungen mit Berührung, wenn sie dort Tests und Behandlungen unterzogen werden. Babymassage ist dagegen ein positives Erlebnis und auch Sie werden sich dabei entspannen. Zu den Vorzügen der Babymassage zählen:

- Sie gewinnen mehr und mehr Erfahrung im Umgang mit Ihrem Baby.
- Bindung und Zuneigung werden gestärkt.
- Die Massage fördert den Milchfluss.
- Sie hilft gegen postnatale Depression.

Weil die Haut von Frühgeborenen extrem empfindlich ist, sollten Sie zunächst das Personal fragen, ob Ihr Baby schon für eine Massage bereit ist.

Wenn Sie noch keine Erfahrung in Babymassage haben, wird Sie das Personal gerne dabei anleiten. Oft kommt dabei eine Puppe zum Einsatz, an der Sie lernen, wie und wo Sie Ihre Hände auflegen sollen und auch, wie viel Druck angewendet werden darf. Frühgeborene finden zu zarte Berührungen oft unangenehm, weil sie sie kitzeln.

Babymassage ist nicht nur eine schöne Erfahrung für Sie und Ihr Baby, sondern sie können dadurch auch an seiner Pflege teilhaben, sobald es dazu stabil genug ist.

Auszeit Sie können noch etwas anderes sehr Wichtiges für Ihr Baby tun: Nehmen Sie sich mal frei. Alle Eltern brauchen Zeit für sich selbst, nicht nur, um neue Kraft zu schöpfen, sondern auch, um all die kleinen Dinge zu erledigen, die im Alltag anfallen. Je erholter und entspannter Sie selbst sind, desto mehr wird Ihr Baby davon profitieren.

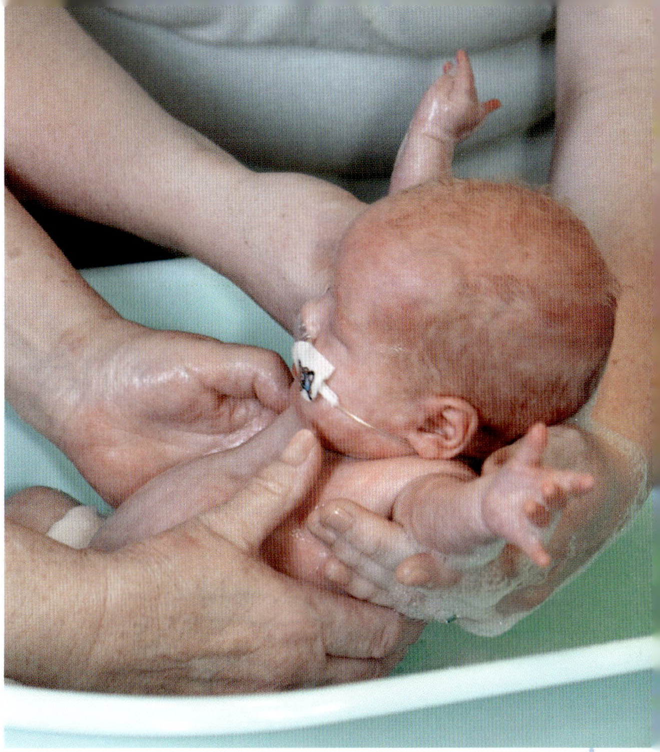

Erstes Bad Das Personal zeigt Ihnen, wie Sie Ihr Baby beim Baden halten sollen. Das kann zunächst eine Herausforderung sein, aber Sie werden sich bald daran gewöhnt haben.

ZWILLINGE UND DRILLINGE

Praktische Pflege

Es gibt keine Regel, wie Sie Ihre Zeit zwischen den Babys aufteilen sollen. Eines kann gesünder sein als das andere, aber beide brauchen Zuwendung. Vertrauen Sie einfach auf Ihr Gefühl und handeln Sie so, wie es Ihnen am besten erscheint.

Eltern halten ihre Babys schnell auseinander und wechseln sich bei der Pflege ab, sodass jedes Baby von beiden Elternteilen versorgt wird.

Wenn möglich, sollten sich Zwillinge einen Inkubator teilen, weil es ihnen guttut, wenn sie zusammen sind. So lange sie CPAP erhalten, liegen sie jedoch getrennt, weil der Inkubator alle Geräusche verstärkt und zwei CPAP-Maschinen gleichzeitig einfach zu viel Lärm machen.

Die Macht der Berührung

Sobald Ihr Baby kräftig genug ist, können Sie es an Ihre Brust legen. Hautkontakt ist wichtig, um eine Bindung zwischen Ihnen und Ihrem Baby aufzubauen. Zudem unterstützt er die gesunde Entwicklung Ihres Kindes.

Hautkontakt tut Ihnen und Ihrem Baby gut. Obwohl man am liebsten die kleinen Hände und Wangen des Babys ganz sanft und vorsichtig streicheln möchte, können solche Berührungen aufgrund seiner überempfindlichen Haut unangenehm sein. Halten Sie Ihr Baby in einer bequemen Position, die ihm Sicherheit und Geborgenheit vermittelt, indem Sie seinen Kopf in der einen und Füße oder Po in der anderen Hand halten.

Je früher ein Baby vor seinem Termin auf die Welt kam, desto weniger sollte es bewegt werden, bevor sein Zustand stabil genug ist. Sie dürfen es zwar dennoch vorsichtig berühren, aber wenn es zu viel bewegt wird, zum Beispiel bei Untersuchungen oder beim Windelwechsel durch Ärzte und Pfleger, kann sich sein Zustand zeitweise verschlechtern, bis es sich von der Aufregung erholt hat.

Auch wenn Sie Ihr Baby noch nicht in die Arme schließen dürfen, weil es zu klein oder krank ist, können Sie es berühren und mit ihm sprechen. Sie werden bemerken, dass es auf Ihre Berührungen reagiert, und herausfinden, was ihm gefällt.

Känguruhen Studien haben gezeigt, dass Babys von engem Hautkontakt profitieren, was manchmal als »Känguruhen« bezeichnet wird. Dabei steckt man sein nacktes Baby buchstäblich unter sein Oberteil und hält über eine längere Ruhephase direkten Hautkontakt. Das Baby wird dadurch ruhiger, sein Puls verlangsamt sich und es braucht manchmal sogar weniger Sauerstoff.

Durch Känguruhen entsteht eine enge Mutter-Kind-Bindung und die Milchproduktion wird angekurbelt. Sie müssen abwarten, bis Ihr Baby stabil genug ist, bevor Sie diese Methode anwenden, aber Känguruhen ist manchmal selbst bei Babys möglich, die noch an Schläuche angeschlossen sind.

Die Pfleger helfen Ihnen, Ihr Kind an Ihrer Brust zu positionieren. Falls es noch Infusionen bekommt, können die Schläuche an Ihrem Körper festgeklebt werden, damit sie nicht verrutschen.

Ein Baby mit 24 Wochen ist noch zu jung dafür, doch sobald es stabil genug ist, kann Känguruhen eine sehr wertvolle Erfahrung sein. Während Ärzte und Personal den Großteil der Behandlung Ihres Babys übernehmen, ist Känguruhen eine Möglichkeit, Ruhezeit mit dem Baby zu verbringen, die nur Ihnen als Eltern vorbehalten ist.

» Etwa am vierten Tag hielt ich Lina zum ersten Mal mitsamt den vielen Schläuchen. Erst da wurde mir klar, dass sie mein Baby ist. «

Sara, Mutter von Lina und Max

Nähe hilft Auch wenn es nicht immer, wie beim Känguruhen, zu direktem Hautkontakt kommt: Die Nähe zwischen Eltern und Kind tut allen sehr gut.

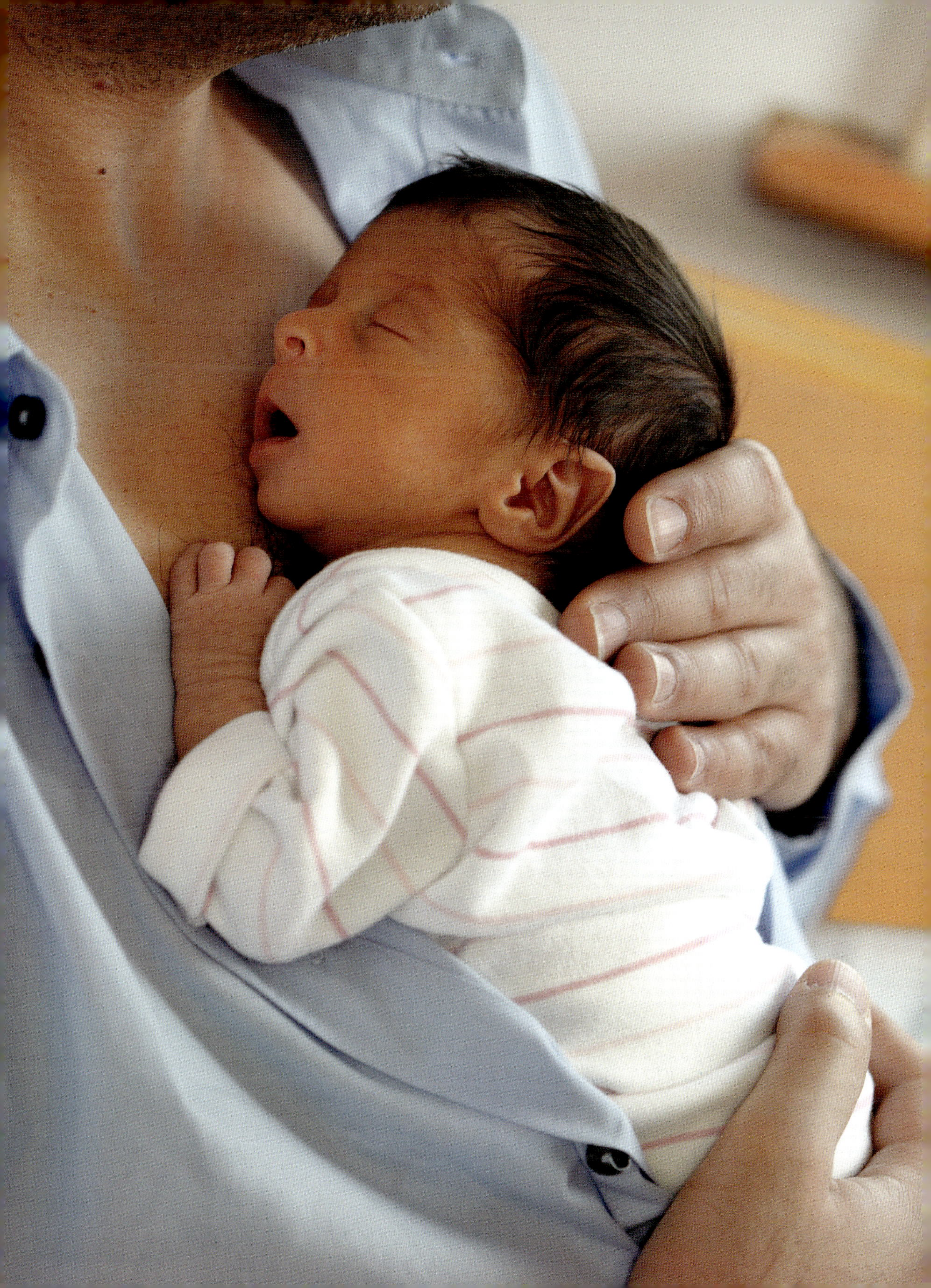

So hat es Ihr Baby bequem

Alle Eltern quält der Gedanke, dass ihr Baby Schmerzen haben könnte, doch manchmal sind schmerzhafte Prozeduren unvermeidlich. Das Baby erhält Schmerzmittel und Sie können es durch Reden oder Streicheln beruhigen.

Hat mein Baby Schmerzen? Veränderungen des Verhaltens und des Herzschlags zeigen, dass Babys beim Durchführen schmerzhafter Prozeduren Schmerzen haben können. Ein Frühgeborenes zeigt Schmerz, indem es Hand oder Fuß wegzieht, die Augen zusammenkneift, die Stirn runzelt oder Grimassen zieht. Auch Blutdruck, Hautfärbung, Sauerstoffsättigung und eben der Herzschlag können sich verändern.

Jahrelang glaubten Neonatologen, dass Frühgeborene nicht so starke Schmerzen haben können wie ältere Kinder. Das ist eindeutig falsch und Ärzte sollten das berücksichtigen, wenn sie Behandlungen durchführen. In vielen Kliniken erhalten Babys ein oder zwei Tropfen Zuckerlösung, bevor ihnen Blut abgenommen oder eine Kanüle gelegt wird. Zucker hat sich als gutes und schnell wirkendes Schmerzmittel erwiesen. Sie werden sehen: Wenn Ihr Baby Zuckerlösung erhalten hat, wird es das Blutabnehmen viel entspannter über sich ergehen lassen.

Babys, die künstlich beatmet werden, erhalten eine permanente Morphin-Infusion, die sie sediert und Schmerz oder Angst reduziert. In diesem Fall ist keine zusätzliche Zuckerlösung nötig.

Wurde Ihr Baby sehr früh geboren, werden Ihnen die vielen Schläuche auffallen, die in seinen Adern und Venen verschwinden. Das dient dazu, schmerzhafte Eingriffe wie Injektionen zu vermeiden.

Zuckerlösung Ein paar Tropfen Zuckerwasser vor unangenehmen Behandlungsprozeduren helfen schnell und effektiv gegen Schmerzen.

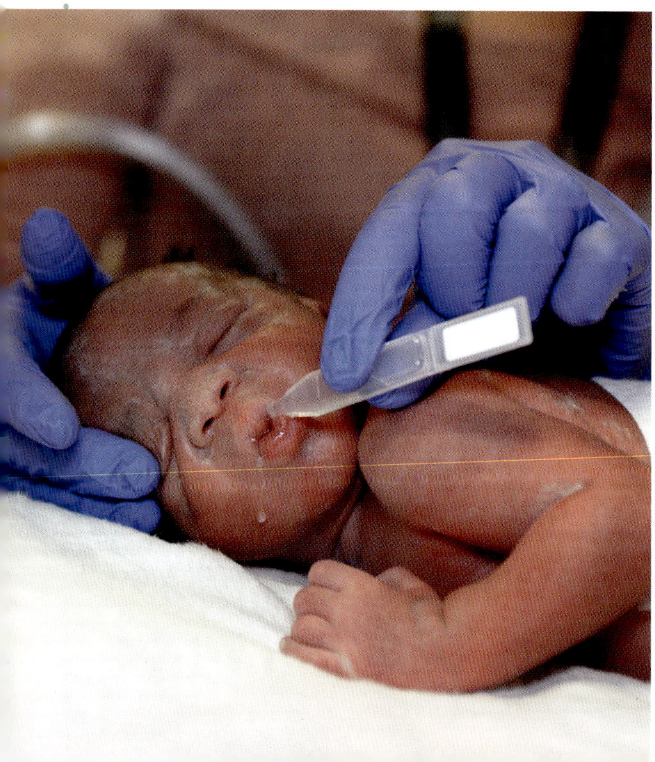

Die Lagerung des Babys Je zufriedener das Baby ist, desto weniger Stress empfindet es. Das hilft ihm bei seiner körperlichen Entwicklung. Am wohlsten fühlt es sich in Bauchlage mit angezogenen Knien, den Füßen an einer Begrenzung und den Armen in der Nähe des Gesichts.

Als das Konzept zur Pflege von Frühgeborenen in der Klinik noch in der Entwicklung war, stellte man fest, dass es Babys besser ging, wenn sie auf dem Bauch lagen. Sie benötigten weniger Sauerstoff, ihre Atmung war gleichmäßiger und sie fühlten sich insgesamt wohler. Wichtig ist dabei, dass ihre Beine angezogen unter dem Bauch liegen. So fühlen sie sich geborgen wie im Mutterleib.

Weil es den Babys auf den Früh- und Neugeborenenstationen so guttat, auf dem Bauch zu liegen,

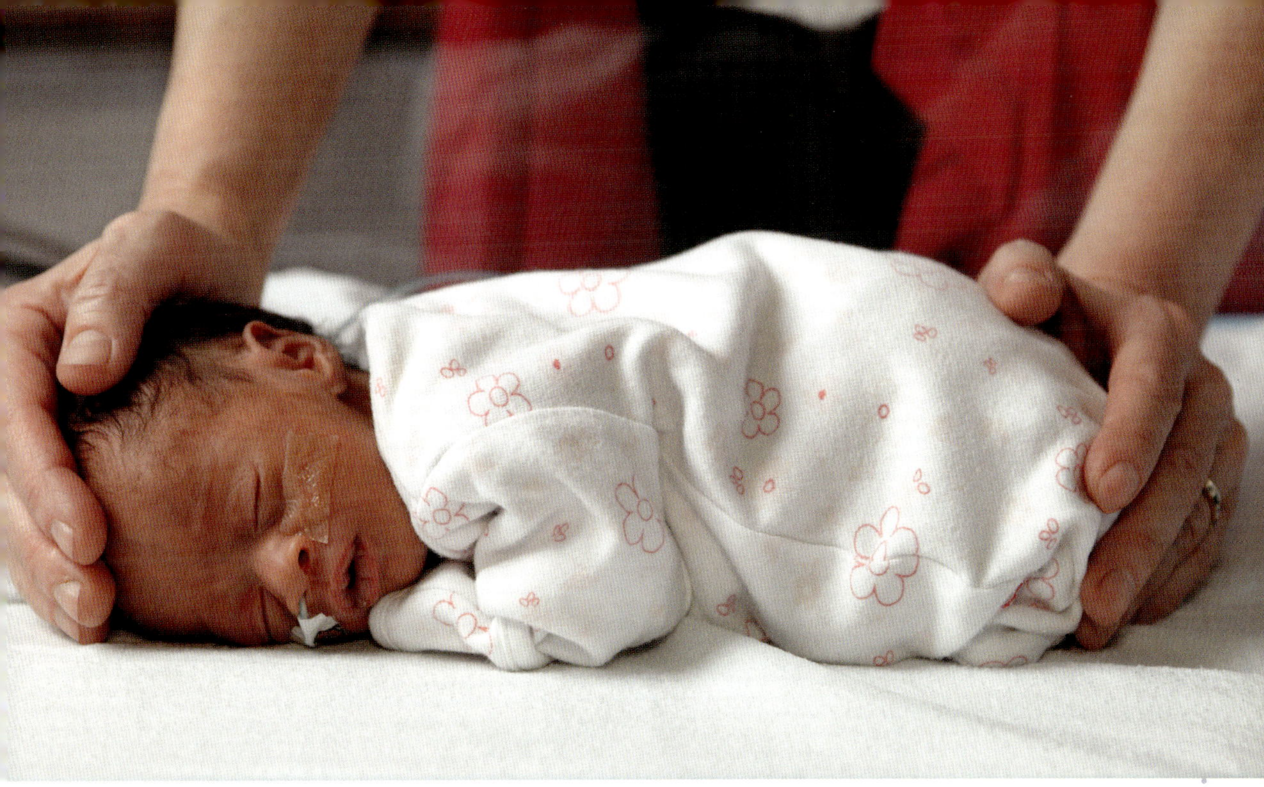

Halt geben Ihr Baby fühlt sich geborgen, wenn Sie es auf diese Weise halten. Legen Sie eine Hand auf seinen Kopf und umfassen Sie mit der anderen Füße oder Po.

ging die Fachwelt davon aus, dass die Bauchlage auch für alle anderen Babys zu Hause in ihren Wiegen und Kinderbettchen die beste Lagerung sei. So kam es, dass Eltern in den sechziger und siebziger Jahren des letzten Jahrhunderts geraten wurde, ihre Babys auf dem Bauch schlafen zu lassen, was zu einem Anstieg der Todesfälle durch plötzlichen Kindstod führte. Erst nach 1980 erkannte man die Verbindung zwischen dem Tod der Babys und deren Schlafposition.

Auf der Frühgeborenenstation werden die Babys genau überwacht, deshalb ist es kein Problem, wenn sie dort auf dem Bauch schlafen. Monitore melden dem Personal sofort, wenn sich der Herzschlag verändert oder Sauerstoff benötigt wird. Sobald Ihr Baby groß und stabil genug ist, muss es lernen, auf dem Rücken zu schlafen. Am besten, Sie gewöhnen es schon daran, bevor es aus der Klinik entlassen wird. Das kann am Anfang schwierig sein, weil das Baby in Rückenlage leichter mit den Armen rudern und sich selbst erschrecken kann. Dagegen hilft, das Neugeborene zu pucken, also es mitsamt der Arme fest in eine einlagige dünne Decke einzuwickeln, in der es nicht zu warm liegt.

Weil der Babykopf sich durch das Liegen im Inkubator verformen kann, ist die Matratze sehr weich und die Babys werden regelmäßig gedreht. Manchmal erhalten sie sogar ein winziges Kopfkissen.

» Leo erhielt so viele medizinische Behandlungen, dass er Angst hat, wenn man ihn anfasst. Das ist frustrierend. «

Sophie, Mutter von Samuel und Leo

Das Baby füttern

Es kann etwas dauern, bis Ihr Baby aus der Flasche oder an der Brust trinken wird. Vielleicht kann es auch überhaupt noch keine Milch verdauen und muss zunächst intravenös ernährt werden.

Die Ernährung des Babys hängt davon ab, wie früh es geboren wurde und ob es schon Milch verträgt. Im Zusammenhang mit der Ernährung werden Sie auf der Station oft die Begriffe »parenteral« und »enteral« hören. Enteral bedeutet über eine Magensonde, parenteral heißt intravenös. Beides bezieht sich auf die Art und Weise der Ernährung. Egal ob Ihr Baby über eine Sonde (entweder parenteral oder enteral), mit der Flasche oder schließlich an der Brust ernährt wird: Sie können von Anfang an beim Füttern einbezogen werden. Wenn Sie in der Lage sind, Ihre Muttermilch abzupumpen, leisten Sie damit den wichtigsten Beitrag zur Stärkung des Babys. Aber auch wenn Sie keine Milch haben, können Sie sich an der Flaschenfütterung beteiligen.

Totale parenterale Ernährung (TPN)

Ist Ihr Baby sehr früh geboren, erhält es mit großer Sicherheit eine totale parenterale Ernährung (TPN). Dabei handelt es sich um eine Flüssigkeit, die direkt in die Vene gegeben wird. Sie enthält die genau passende Kombination aus Eiweißen, Kohlehydraten, Salzen und Fett, die Ihr Baby braucht. Die exakte Zusammensetzung der Flüssignahrung erfolgt nach entsprechenden Bluttests und nach dem Alter des Babys.

TPN wird normalerweise in eine Hauptvene gegeben. Das bedeutet, der Arzt führt einen sehr dünnen, biegsamen Schlauch, einen sogenannten zentralen Venenkatheter ein und schiebt ihn fast bis zum Herzen vor. Alle wichtigen Nährstoffe werden durch ihn direkt ins Blut geleitet. Der Venenkatheter ist normalerweise 20–30 cm lang.

» Am Anfang sind es nur winzige Mengen. Selbst wenn es nur 1 ml war, wurde die Milch mit einer Spritze in die Magensonde gegeben. «

Sara, Mutter von Lina und Max

Leider besteht auch bei TPN, wie bei jeder medizinischen Behandlung, die Gefahr von Komplikationen. So kann es sein, dass die Sonde früher als geplant entfernt und durch eine andere ersetzt werden muss. Zu den häufigsten Problemen zählen Infektionen und eine Blockade des Katheters. Manchmal ist es schwierig, den Katheter durch die Vene des Babys zu schieben und es werden dafür mehrere Anläufe benötigt.

Die Dauer der TPN hängt davon ab, wie früh das Baby geboren wurde und wie krank es ist. Meistens handelt es sich um ein paar Tage bis ein paar Wochen nach der Geburt. Wegen der oben genannten möglichen Probleme erhalten Babys TPN nur so lange, wie sie sie unbedingt brauchen.

Wenn das Baby etwas kräftiger ist, kann es an Milch (entweder Muttermilch oder Formulamilch) gewöhnt werden. Diese wird zunächst durch eine transnasale Magensonde zugeführt.

Sondenfütterung Schon bevor Ihr Baby in der Lage ist zu saugen, kann es über eine Magensonde Milch erhalten, sofern es diese bereits verdauen kann. Die erste Wahl ist natürlich Muttermilch. Sollten Sie nicht selbst Milch abpumpen können, erhält Ihr Baby vielleicht gespendete Muttermilch (siehe Seite 65/66). Sie ist besser verdaulich als Formulamilch, enthält Antikörper, die das Baby vor Infektionen schützen, sowie die richtige Menge an Eiweißen, Kohlehydraten und Fett, die es zum Wachstum braucht. Babys, die abgepumpte Muttermilch erhalten, leiden weniger oft an Komplikationen wie nekrotisierende Enterokolitis (NEC, siehe Seite 79).

Die Sonde ist ein winziger, biegsamer Schlauch, der durch Nase oder Mund vorsichtig bis zum Magen geschoben wird. Der Schlauch wird neben dem Mund des Babys mit einem Pflaster festgeklebt, damit er nicht verrutscht. Die ganze Prozedur ist für das Baby völlig schmerzlos und wird es überhaupt nicht stören. Mit Lackmus-Papier wird getestet, ob die Sonde an Ort und Stelle sitzt (das Magenmilieu ist sauer). Dann wird mit einer Spritze langsam etwas Milch in den Schlauch getröpfelt.

Meistens wird mit einer kleinen Menge Milch im Abstand von wenigen Stunden begonnen. Wenn das Baby die Milch gut verträgt, wird die Menge im Lauf der folgenden Tage immer mehr erhöht. Sollte das Baby eine große Menge Milch erbrechen oder sich zum Zeitpunkt der nächsten Fütterung noch Milch im Magen befinden, ist das ein Hinweis darauf, dass es die Milch noch nicht richtig verdaut. In diesem Fall wird die Milchmenge reduziert und die Abstände der Fütterung vergrößert, oder aber das Baby erhält kontinuierlich winzige Mengen von Milch, sodass der Magen immer nur ganz wenig davon enthält. Ihr Baby wird so lange über eine Sonde gefüttert, bis es kräftiger geworden ist und auf Flaschen- oder Brustfütterung umgestellt werden kann.

Das Personal zeigt Ihnen, wie Sie beim Füttern helfen können, etwa wie Sie Baby, Schlauch und

Milch per Schlauch Wenn das Baby noch nicht saugen, aber schon Milch verdauen kann, wird sie ihm über einen Schlauch gegeben, der durch die Nase in den Magen führt.

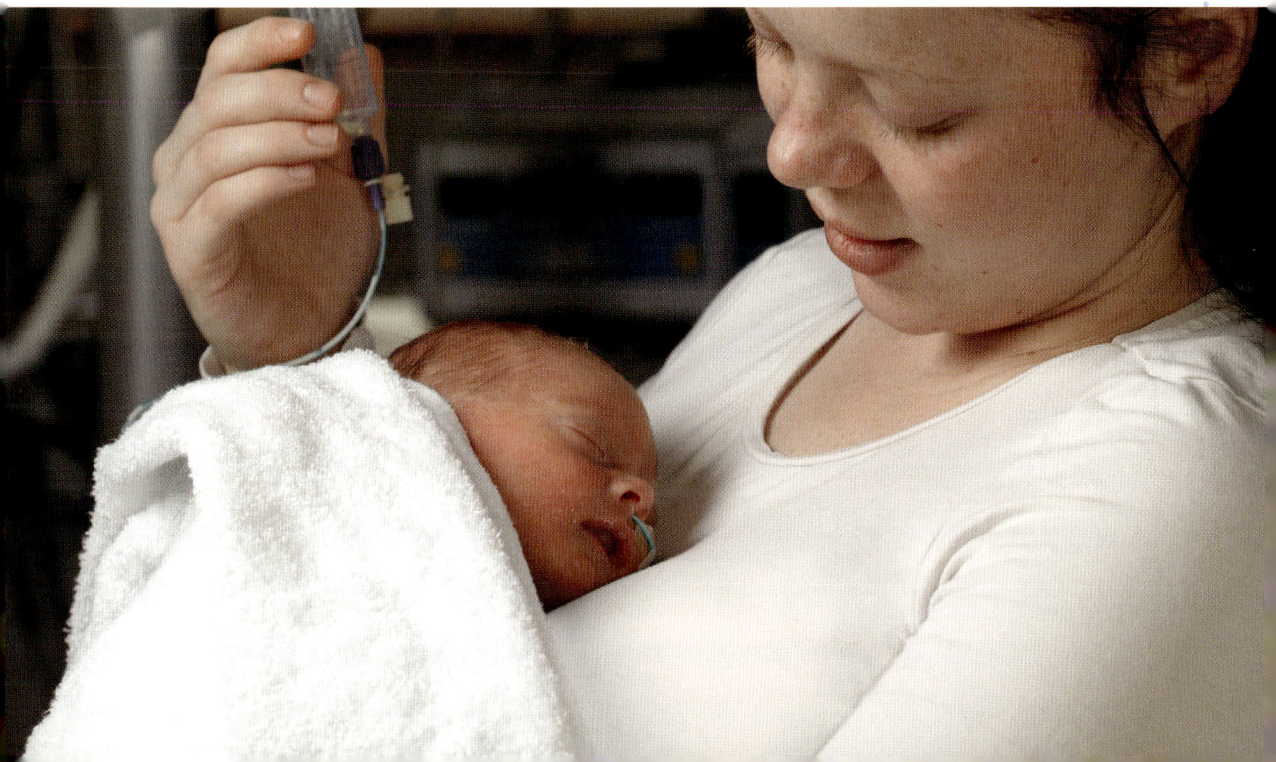

Spritze halten sollen. Es wird Ihnen vielleicht auch empfehlen, dem Baby während der Sondenfütterung einen Schnuller zu geben, damit es zwischen Füttern und Saugen eine Verbindung herstellt. Außerdem fällt dadurch der Übergang zu Flasche oder Brust leichter.

Wann bekommt mein Baby Milch?

Bevor bei Frühgeborenen mit TPN begonnen wird, erhalten sie eine Infusion mit Salz, Kalium und Glukose, aber keine richtigen Nährstoffe. Auch voll ausgetragene Babys erhalten in den ersten Tagen nur die sogenannte Vormilch (Kolostrum). In dieser Zeit entscheidet der Arzt, ob das Frühgeborene TPN erhält oder mit Milch gefüttert wird.

Man nimmt an, dass es gut für ein Baby ist, wenn man ihm etwas Milch gibt, weil es seine Verdauungsorgane zur Arbeit anregt. Sehr früh geborene, kranke oder SGA-Babys können jedoch an einer Krankheit des Verdauungstrakts, der nekrotisierenden Enterokolitis (NEC, siehe Seite 79) leiden, deren Entstehung möglicherweise etwas mit frühen Milchgaben zu tun hat.

Andererseits birgt auch ein Venenkatheter zur TPN gewisse Risiken, wie Entzündungen, ein Leck oder ein Verstopfen des Katheters.

Ihr Baby wird die Ernährung erhalten, die Arzt und Personal als am geeignetsten für es erachten. Wenn es sehr zart ist und ein erhöhtes Risiko für NEC hat, wird man es vermutlich die ersten Tage über TPN ernähren und dann ganz langsam auf Milch umstellen.

Arten von Milch Muttermilch ist die beste Wahl für alle Babys und ganz besonders für Frühgeborene. Selbst wenn Ihr Frühgeborenes noch nicht saugen kann, muss es auf Muttermilch nicht verzichten. Es erhält sie über die Magensonde. Die

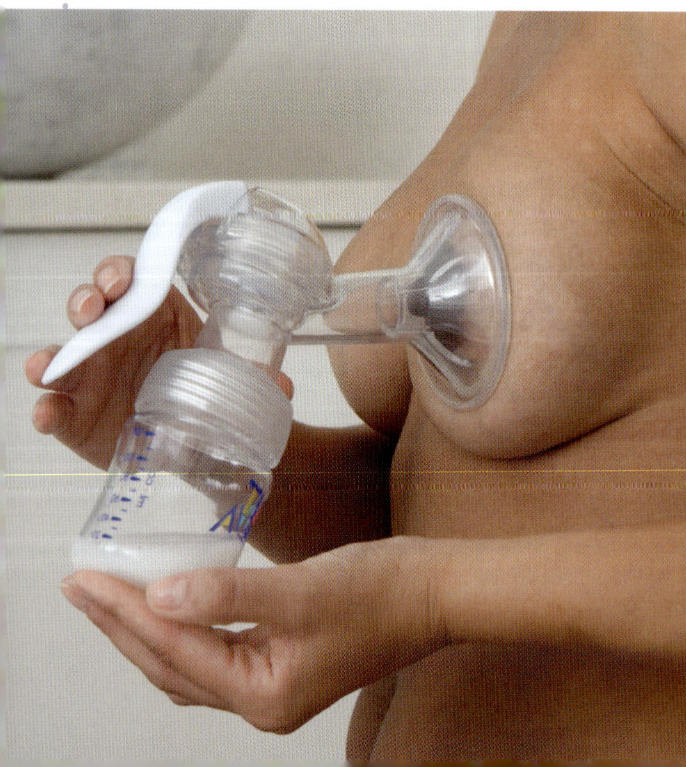

Milch abpumpen Wenn Sie rund um die Uhr mindestens alle vier Stunden Ihre Milch abpumpen, ist die Chance größer, dass Sie genug Milch für Ihr Baby produzieren.

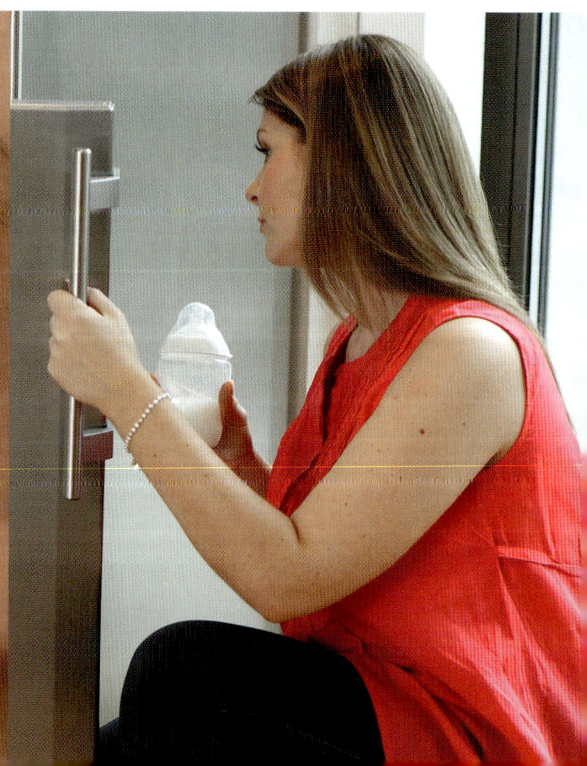

Milch aufbewahren Abgepumpte Muttermilch wird im Kühlschrank auf der Station aufbewahrt. So können Sie oder das Personal Ihr Baby jederzeit damit füttern.

Milch einer Mutter, die eine Frühgeburt hatte, ist anders als die einer Mutter, die termingerecht entbunden hat, denn sie ist stets den jeweiligen Nährstoffbedürfnissen der Babys angepasst.

Sehr schwache Babys erhalten gespendete Brustmilch, falls die Mutter selbst keine Milch abpumpen kann. Dabei handelt es sich um pasteurisierte Milch einer anderen Mutter. Allerdings gehen durch das Pasteurisieren einige der speziellen Vorzüge der Muttermilch verloren, und obendrein ist sie sehr teuer, deshalb erhalten nur wenige Babys gespendete Milch. Normalerweise wird als Ersatz für Muttermilch speziell zusammengesetzte Formulamilch für Frühgeborene verwendet.

> »Meine Milch floss reichlich. Ich pumpte sie ab und spendete den Überschuss. Ich hatte Glück, denn viele Frauen können nicht stillen.«
>
> *Sara, Mutter von Lina und Max*

Milch abpumpen Am besten beginnen Sie mit dem Abpumpen Ihrer Milch so bald wie möglich nach der Geburt Ihres Babys. Ideal wäre es, rund um die Uhr (auch nachts!) alle drei bis vier Stunden abzupumpen. Je mehr Milch Sie abpumpen, desto mehr wird Ihr Körper produzieren. Leider gilt auch der Umkehrfall: Je weniger Milch Sie abpumpen, desto stärker wird die Milchproduktion reduziert.

Das Personal auf der Station wird Ihnen zeigen, wie Sie Ihre Milch mit der Hand oder mit einer Pumpe (elektrisch oder manuell betrieben) abpumpen können. Am ersten Tag wird das Abpumpen von Hand empfohlen, doch danach wird Ihnen vielleicht eine andere Methode als geeigneter erscheinen.

Zu Beginn kann sich das Abpumpen der Milch als schwierig erweisen, insbesondere, weil Sie sich in einer angespannten Situation befinden. Versuchen Sie trotzdem, sich so gut wie möglich zu entspannen, und lassen Sie den Mut nicht sinken, wenn es nicht gleich klappt. Man muss den Dreh erst herausbekommen, deshalb sollten Sie sich nicht scheuen, bei Bedarf um Hilfe zu bitten. Es kann schon hilfreich für den Milchfluss sein, wenn Sie sich in der Nähe Ihres Babys aufhalten. Das Personal kann Wandschirme rund um den Inkubator Ihres Babys aufstellen, damit Sie etwas Privatsphäre haben.

Muttermilch muss im Kühl- oder Gefrierschrank aufbewahrt werden. Im Kühlschrank hält sie sich drei bis fünf Tage, im Gefrierschrank etwa drei Monate.

Milch spenden In Deutschland gibt es nur im Osten einige Kliniken mit Frauenmilchbanken,

TIPPS

Milch abpumpen

- Pumpen Sie die Milch in der Nähe Ihres Babys ab, das regt den Milchfluss an.
- Auch das Weinen fremder Babys kann dabei helfen, den Milchfluss anzuregen.
- Eine Dusche kann den Milchfluss in Gang bringen.
- Das pflanzliche Mittel Bockshornklee kann die Milchproduktion anregen. Sprechen Sie die Anwendung mit Ihrem Arzt ab.
- Bei Fragen rund ums Stillen steht Ihnen Ihre Hebamme jederzeit hilfreich zur Verfügung. In vielen Kliniken gibt es zudem speziell ausgebildete Laktationsberaterinnen, an die Sie sich wenden können.

in denen Sie Ihre Milch abgeben können, wenn Sie mehr produzieren, als Ihr Baby braucht. In Österreich und der Schweiz ist das Spenden von Muttermilch weiter verbreitet. Viele Kliniken nehmen Ihre Spende jedoch nach einer Unbedenklichkeitsprüfung entgegen. Erforderlich sind unter anderem Tests auf HIV sowie auf Hepatitis B und C. Sie erhalten für Ihre Spende kein Geld, aber das Wissen, damit einem anderen Frühgeborenen zu helfen, ist Lohn genug.

Umstellung Der Zeitpunkt, wann von der Sondenernährung auf Flasche oder Brust umgestellt werden kann, ist bei jedem Baby anders. Ihr Baby muss kräftig genug sein und die Milch gut vertragen. Da es noch nicht gelernt hat zu saugen, wird die Umstellung auf Flasche oder Brust etwas Geduld und Übung erfordern.

Das Personal wird Ihnen zeigen, wie Sie das Baby halten sollen und wie Sie es dazu bringen, sich richtig festzusaugen. Wie bei termingerecht geborenen Babys ist es wichtig, dass das Baby die Brustwarze und den Warzenvorhof in den Mund nimmt, sonst tut es sich beim Trinken schwer. Saugen ist anstrengend für das Baby, vor allem, weil es außerdem ja auch noch atmen und schlucken muss.

Zu Beginn wird Ihr Baby noch nicht allzu viel Milch erwischen und es möchte das Trinken an der Brust auch nur ein- oder zweimal täglich probieren. Drängen Sie Ihr Baby nicht, schon bald wird es alle paar Stunden nach Milch verlangen.

Wenn Ihr Baby noch nicht ausdauernd saugt, erhält es zusätzlich Nahrung durch einen Schlauch. Pumpen Sie trotzdem weiter ab. Ihre Milch wird gelagert und zur Flaschenfütterung verwendet.

»Abpumpen war schwierig, wenn ich nicht bei ihm war. Aber ich hielt siebeneinhalb Monate lang durch. Ich war froh, etwas für ihn tun zu können.«

Claudia, Mutter von Elias

Stillen Vielleicht haben Sie schon bemerkt, dass Ihr Baby während des Känguruhens Ihre Milch gerochen und nach Ihrer Brust gesucht hat. Wahrscheinlich konnte es sich noch nicht richtig festsaugen, sondern nuckelte nur daran herum, bevor es einschlief. Das ist eine gute Übung um zu lernen, wo die Milch herkommen wird, sobald es dafür kräftig genug ist.

Das Personal wird nach Anzeichen Ausschau halten, dass Ihr Baby bereit fürs Stillen ist. Es wird Sie anleiten und Ihnen und Ihrem Baby bei den ersten sowie den folgenden Stillversuchen zur Seite stehen. Ein Hinweis darauf, dass das Baby bald gestillt werden kann, ist, wenn es den Kopf dreht und den Mund öffnet, sobald etwas seine Wange berührt. Diese Reaktion nennt man den Saugreflex.

Flaschenfütterung Wenn Sie genug Milch abpumpen können, kann Ihr Baby diese auch aus der Flasche erhalten. So müssen Sie nicht unbedingt zum Füttern anwesend sein, sondern beispielsweise Ihr Partner kann diese Aufgabe übernehmen.

Wie beim Stillen muss sich Ihr Baby erst an diese neue Fütterungsmethode gewöhnen. Seine Saugbemühungen werden es schnell ermüden und es muss lernen, Saugen, Atmen und Schlucken zu koordinieren.

Wenn Ihr Baby bereits einen Schnuller kennt oder gestillt wird, hat es schon Übung im Saugen. Die Flaschensauger für Frühgeborene sind kleiner und weicher als normale Sauger, weil Frühgeborene nicht nur kleiner sind, sondern auch schwächere Muskeln haben. Wenn das Baby in den folgenden

Wochen kräftiger wird, wird sich auch die Größe des Flaschensaugers ändern.

Das Personal wird Ihnen zeigen, wie Sie Ihr Baby füttern und aufstoßen lassen. Es wird Ihnen zeigen, wie Sie es korrekt halten und wie Sie feststellen, ob es auch richtig saugt. Babys neigen dazu, bei der Flaschenfütterung mehr Luft zu verschlucken als beim Stillen, was ihnen später Unbehagen verursacht. Die Flasche sollte so gehalten werden, dass der vordere Teil inklusive Sauger komplett mit Milch gefüllt ist, damit das Baby möglichst wenig Luft verschluckt.

Bevor Sie Ihr Baby mit nach Hause nehmen, wird das Personal sicherstellen, dass Sie wissen, wie Sie seine Mahlzeiten zubereiten und die Flaschen sauber halten müssen. Wenn Sie sich in etwas nicht sicher sind, fragen Sie, so oft es nötig ist.

Windelinhalt Wenn das Baby dehydriert ist, sind seine Windeln nicht so oft nass wie gewöhnlich. Bei Babys, die neu auf der Frühgeborenenstation sind, wird genau berechnet, wie viel Milliliter Urin pro Kilogramm Körpergewicht und pro Stunde sie absetzen. Die Windeln werden gewogen, um die exakte Flüssigkeitsmenge zu bestimmen, denn bei so kleinen Babys zählt jeder Milliliter Flüssigkeit. Solche Berechnungen entscheiden, ob ein Baby zusätzliche Flüssigkeit benötigt. Das Personal hält außerdem Ausschau nach dunkelbraunem Stuhl in der Windel, denn er könnte auf Leberprobleme hinweisen.

Frühgeborene haben anfangs keinen richtigen Stuhlgang, weil sie noch keine Nahrung durch den Mund aufnehmen. Wenn sie dennoch etwas ausscheiden, handelt es sich um Mekonium oder Kindspech, eine schwarzgrüne, teerartige Substanz, die sich während der Zeit im Mutterleib in seinen Gedärmen angesammelt hat. Wenn ein Baby absolut keinen Stuhlgang hat, weil bei so winzigen Babys alles etwas schwerer in Gang kommt, kann der Arzt mit einem kleinen Glyzerin-Zäpfchen nachhelfen.

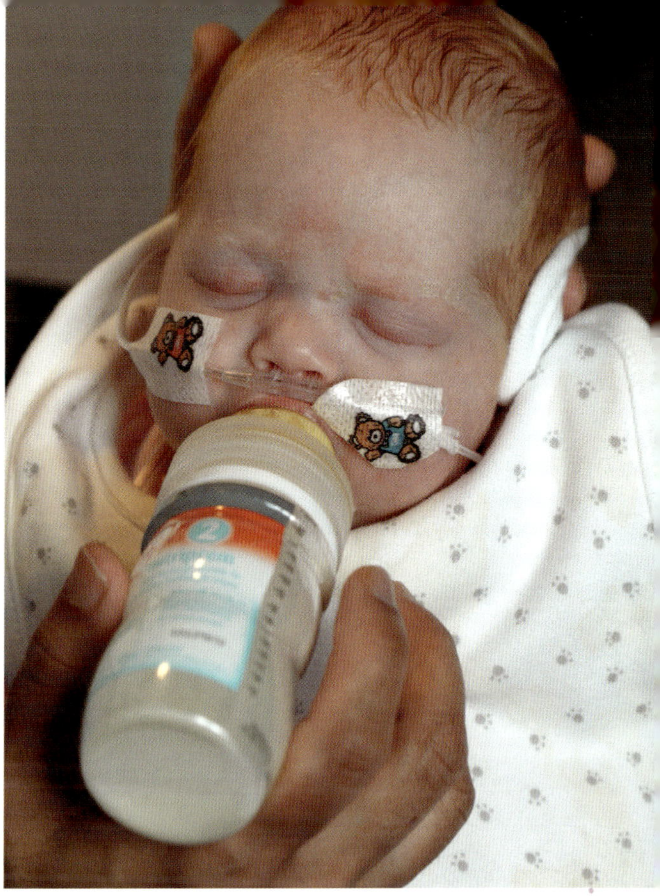

Flaschenfütterung Ob Sie Ihrem Kind abgepumpte Muttermilch oder eine spezielle Frühgeborenen-Babymilch geben – es wird alle Nährstoffe erhalten, die es benötigt.

Später wird sich sein Stuhlgang dem von anderen Babys angleichen: Er ist dann von flüssiger bis halbflüssiger Konsistenz und kann gelb, orange oder braun sein. Sie sollten dem Arzt Bescheid sagen, wenn der Stuhl Ihres Babys folgende Färbung aufweist:

- Weiß und flüssig: Die Milch fließt einfach durch den Körper, ohne richtig verdaut zu werden.
- Rot: Blut im Stuhl weist auf eine Entzündung im Verdauungstrakt hin.
- Graubeige: Heller Stuhl kann anzeigen, dass die Leber manche Abfallstoffe nicht richtig verarbeitet.

Sollte Ihr Baby eines der oben genannten Probleme haben, wird das Ärzteteam es untersuchen und über seine Behandlung entscheiden.

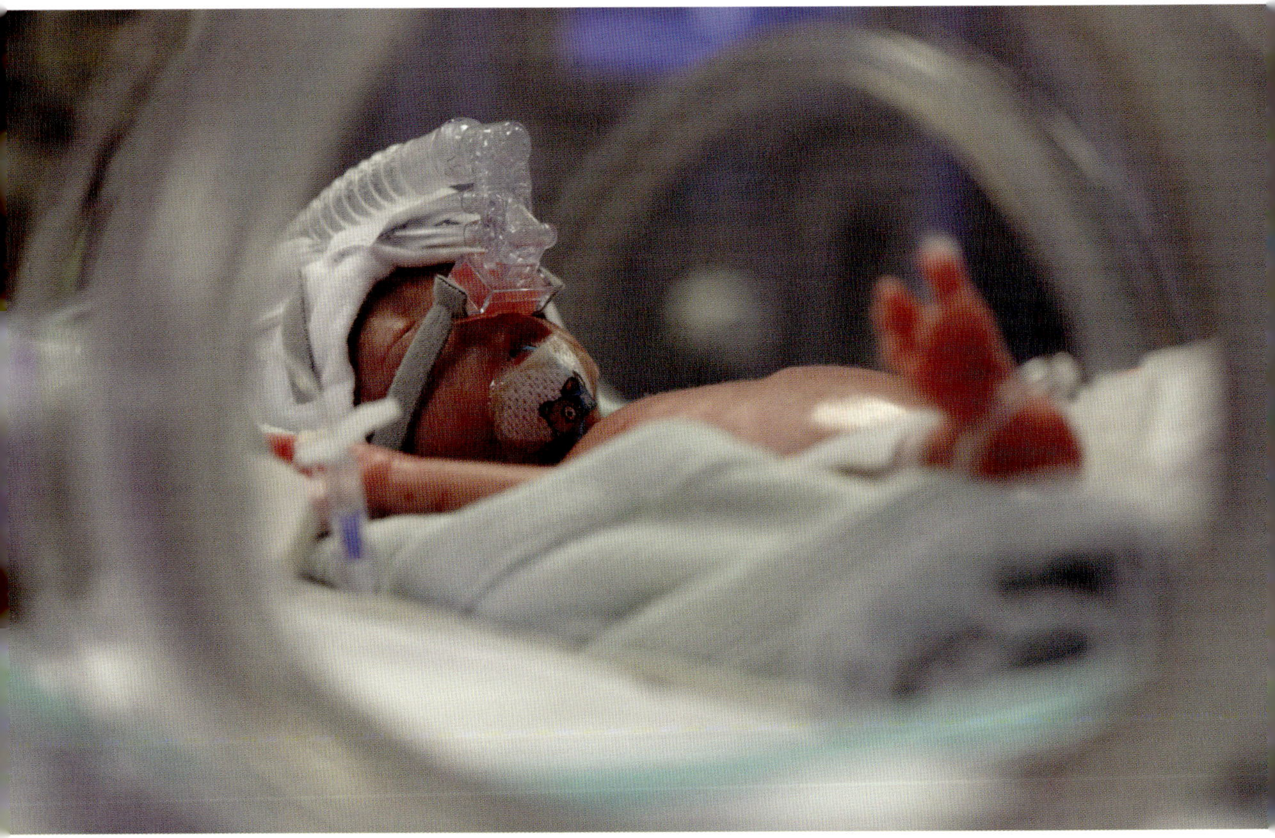

Überwachung & Behandlung

Eine Reihe von Geräten überwacht ständig den Gesundheitszustand Ihres Babys, sodass seine Behandlung perfekt an seine individuellen Bedürfnisse angepasst werden kann.

Die Überwachung Ihres Babys

Wie schon durch pränatale Untersuchungen während der Schwangerschaft, wird der Zustand Ihres Babys auch nach der Geburt auf der Frühgeborenenstation ständig überwacht, um seine gesunde Entwicklung sicherzustellen.

Wenn man eine Frühgeborenenstation betritt, so wird man dort mit einem beachtlichen Aufgebot an Maschinen und Alarmgeräuschen konfrontiert. All dies kann zu Beginn beängstigend sein, aber man gewöhnt sich daran.

Mithilfe von Monitoren werden Herzfrequenz und Sauerstoffsättigung sowie Blutdruck und Körpertemperatur der Babys überwacht. Sie alarmieren das Personal, sollten Veränderungen festgestellt werden, damit sofort darauf reagiert werden kann.

Die Überwachung ist so gestaltet, dass sie bei den Babys zu so wenig Stress und Aufregung führt wie möglich. Durch die Überwachung mit Monitoren ist es nicht nötig, die Babys ständig zu stören. Manche unangenehmen Untersuchungen, wie die Fersenblutentnahme, können dadurch jedoch leider nicht ersetzt werden. Vor solchen Prozeduren erhalten die Babys meist einige Tropfen Zuckerwasser, was sie lieben. Es lenkt sie ab und mindert das Schmerzempfinden.

Schläuche und Nadeln Man sieht oft, wie Ärzte Blut aus der Ferse eines Babys entnehmen. Das nennt sich Fersenblutentnahme. Für diese Prozedur eignet sich die gut durchblutete Ferse am besten, denn Frühgeborene haben eine sehr empfindliche Haut, und an dieser Stelle muss man das Blut nicht herauspressen.

Einführen einer Kanüle Eine kleine Hohlnadel, die man als Kanüle bezeichnet, wird in eine Vene eingeführt. Mit ihrer Hilfe können Blutproben genommen und Medikamente und Flüssigkeit verabreicht werden.

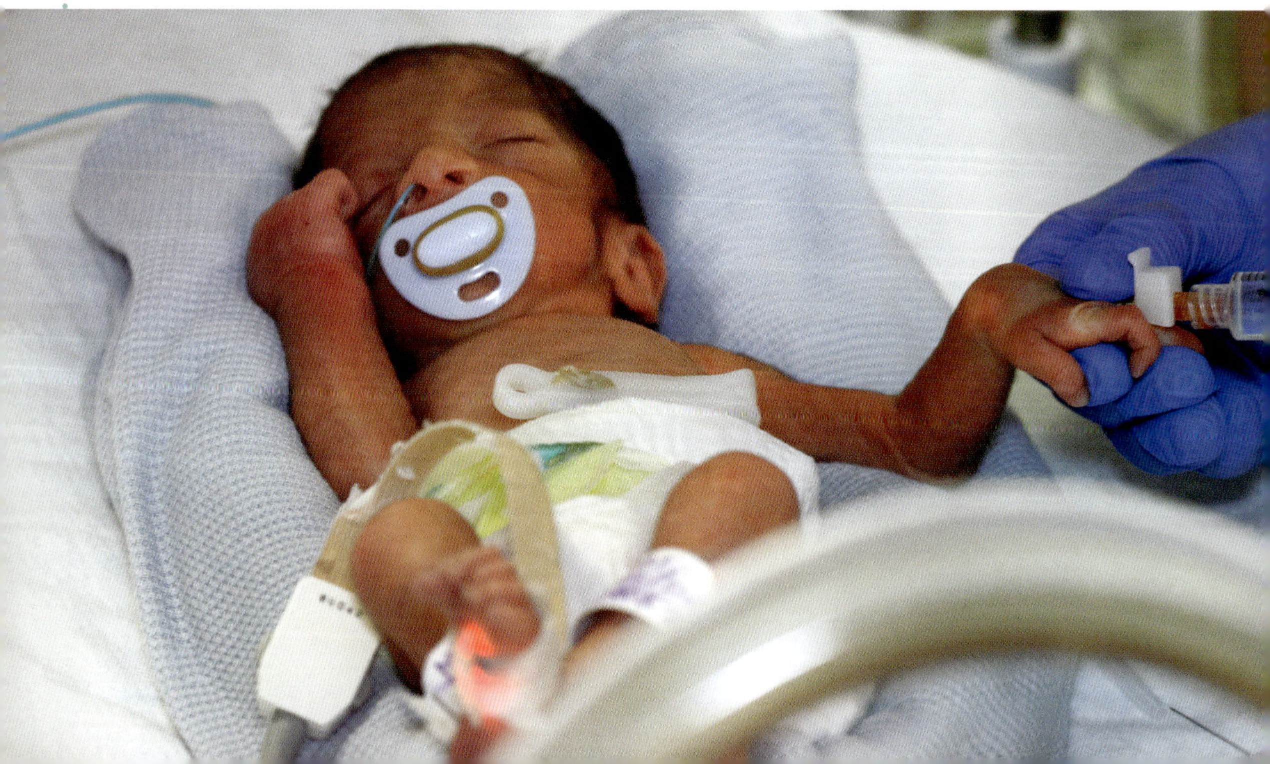

Manche Babys benötigen Gefäßkatheter. Dazu wird eine feine Kanüle in ein Gefäß gestochen, die von einem dünnen Plastikröhrchen umgeben ist. Nach dem Einstich wird die Kanüle herausgezogen, und nur das Röhrchen verbleibt in der Vene. Mithilfe eines Katheters kann Blut entnommen werden, und er dient der Versorgung mit Flüssigkeit und Medikamenten über einen Tropf.

Ein spezieller Katheter ist der Nabelarterienkatheter. Frühgeborene, die ein großes Maß an Überwachung benötigen, bekommen nach Möglichkeit eine solche Versorgung. Der Katheter wird in eine der Nabelschnurarterien eingeführt und ermöglicht die Blutentnahme und die Überwachung des Blutdrucks. Ein Katheter in der Nabelschnurvene hingegen dient der Gabe von Medikamenten und Flüssigkeit. Da die Nabelschnur nicht über Nerven verfügt, ist das Einführen von Nabelgefäßkathetern schmerzfrei.

Blutproben Die Blutprobe Ihres Babys wird in kleinen Probenröhrchen gesammelt und zur Untersuchung ins Labor geschickt. Manchmal wird es auch gleich an Ort und Stelle untersucht.

Bei sehr kleinen Babys besteht das Problem, dass sie nach einer Blutentnahme nicht schnell genug neues Blut bilden können. Deshalb wird jedes Mal genau vermerkt, wie viel Blut abgenommen wird, auch wenn es sich nur um 1 ml handelt. Sobald eine bestimmte Menge Blut entnommen wurde, benötigt das Baby eine kleine Bluttransfusion.

Blutgasanalyse Genaue Daten über die Sauerstoff- und Kohlendioxidmenge im Blut sind wichtig, um festzustellen, ob ein Baby zusätzliche Beatmung benötigt.

Großes Blutbild Hierbei wird die Menge an Hämoglobin, das Sauerstoff im Körper transportiert, ermittelt. Außerdem werden die weißen Blutkörperchen, die Infektionen abwehren, und die Thrombozyten, die für die Blutgerinnung verantwortlich sind, gezählt.

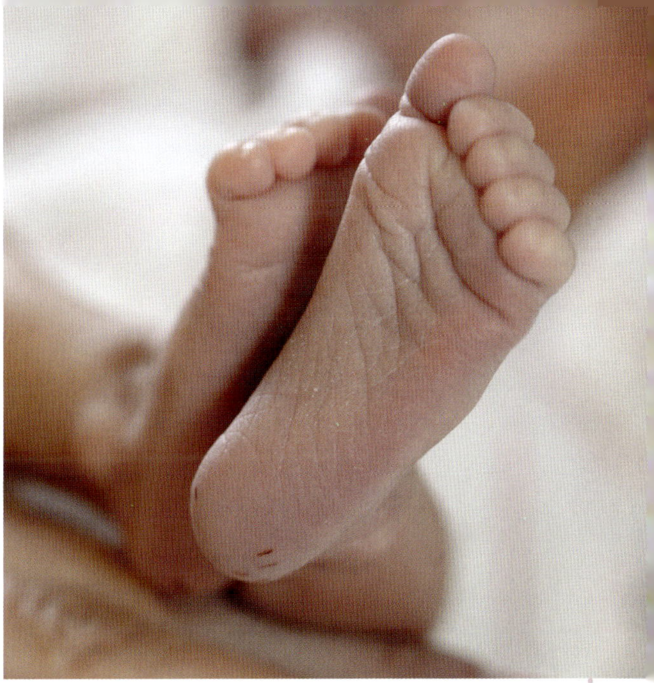

Fersenblutentnahme Oft wird Babys Blut aus der Ferse entnommen. Man erkennt an kleinen Einstichmalen, wo dies geschehen ist.

C-reaktives Protein (CRP) Ein erhöhter CRP-Spiegel deutet auf eine Infektion hin.

Blutkulturen Bestehen Hinweise auf eine Infektion, kann mithilfe von Blutkulturen das auslösende Bakterium ermittelt werden.

Harnstoff und Elektrolyte Diese Werte geben an, wie gut die Nieren arbeiten, und lassen Aussagen über die Mengen an Kalium und Natrium im Körper zu.

Leberfunktionstests (LFTs) Verschiedene Tests können zeigen, wie gut die Leber des Babys arbeitet.

Bilirubin Dabei handelt es sich um ein Nebenprodukt beim Abbau bestimmter Blutbestandteile. Ein erhöhter Spiegel kann zu Gelbsucht führen.

Stoffe für die Skelettbildung Getestet wird die Menge an Kalzium, Phosphat und alkalischer Phosphatase, die für die Knochenbildung wichtig sind.

Blutzucker Sehr kranke Babys haben manchmal einen erhöhten Zuckerspiegel im Blut und benötigen für einen kurzen Zeitraum die Verabreichung von Insulin.

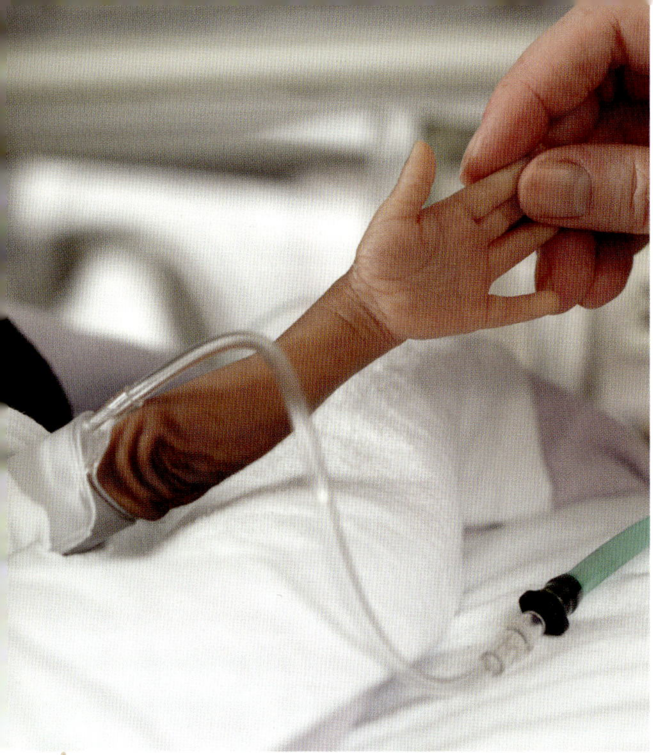

Blutdruck messen Der Blutdruck wird bei Frühgeborenen meist mit einer kleinen Manschette, wie hier am Oberarm oder am Oberschenkel, gemessen.

Blutdruck Der Blutdruck wird bei Babys regelmäßig gemessen, um sicherzustellen, dass er nicht zu sehr abfällt. Bei zu niedrigem Blutdruck zirkuliert das Blut nicht richtig und die Organe erhalten nicht genug Sauerstoff und Nährstoffe, um korrekt zu funktionieren.

Der Blutdruck kann auf zwei Arten gemessen werden: mit einem Sensor, der mit einem Kabel verbunden ist, das in eine Arterie eingeführt wird und so den Blutdruck ständig überwacht, oder mit einer kleinen Manschette, die an Arm oder Bein befestigt und aufgepumpt wird. Eine solche Manschette kann auch bei sehr kleinen Babys eingesetzt werden.

Sauerstoffsättigung Ein Fühler wird an einem Finger oder einer Zehe des Babys befestigt. Er misst, wie viel Sauerstoff das Blut enthält, indem er die Haut mit einer Lampe durchleuchtet. Derartige Geräte werden auch bei Erwachsenen eingesetzt.

Atmung Die Atemfrequenz wird mit einem Sensor gemessen, welcher am Bauch platziert wird. Bei Babys hebt und senkt sich der Bauch beim Ein- und Ausatmen stärker als die Brust.

Schädelultraschall Am Schädel eines Babys befindet sich eine weiche Stelle, die sogenannte große Fontanelle. Sie eignet sich perfekt für Ultraschalluntersuchungen des Gehirns. So können zum Beispiel eventuelle Hirnblutungen oder die Menge an Flüssigkeit im Schädel festgestellt werden.

Babys auf der Frühgeborenenstation tragen oft Kappen mit einer Lasche, die man öffnen kann, um Ultraschalluntersuchungen durchzuführen, ohne die Kinder zu bewegen. Ultraschall ist schmerzfrei, aber manchmal zappeln die Babys etwas, sodass die Ärzte ihre Köpfe festhalten müssen.

Augenuntersuchungen Die Augen von Frühgeborenen werden zum ersten Mal untersucht, wenn ihr korrigiertes Gestationsalter (siehe Seite 116) 32 Wochen beträgt. Der Test wird durchgeführt, um das Vorhandensein einer Frühgeborenen-Retinopathie auszuschließen. Dabei entwickeln sich neue Blutgefäße an den falschen Stellen, was in schweren Fällen zu Netzhautablösung und Blindheit führen kann.

Auch später werden die Babys regelmäßig auf Retinopathien untersucht, damit abnorme Blutgefäße gegebenenfalls mit einem Laser entfernt werden können. Eine Frühgeborenen-Retinopathie ist selten, sie tritt jedoch häufiger bei Babys auf, deren Sauerstoffsättigung sehr hoch ist. Deshalb wird dieser Wert ständig überwacht.

Hörtest Auf Wunsch kann bei Babys bereits drei Tage nach der Geburt ein Hörtest durchgeführt werden. Dabei werden dem Baby über einen Kopfhörer leise Klickgeräusche vorgespielt und seine Reaktionen darauf überprüft.

Untersuchung auf Hernien Eine Hernie tritt auf, wenn der Darm durch eine Lücke in der Muskulatur der Bauchwand aus der Bauchhöhle austritt. Dabei entsteht eine Vorwölbung, die durch die Haut sicht- und tastbar ist. Die am weitesten verbreiteten Arten von Hernien sind die Nabelhernie, die am Bauch auftritt, und die Leistenhernie, die über dem Leistenband entsteht. Hernien kommen bei Frühgeborenen häufiger vor als bei termingerecht geborenen Babys. Deshalb werden Frühgeborene standardmäßig darauf untersucht.
Nabelhernie Sie entsteht aufgrund einer Lücke in der Muskulatur der Bauchwand – genau an der Stelle, an der sich während der Schwangerschaft bis kurz nach der Geburt die Nabelschnurgefäße befinden. Diese Lücke schließt sich gewöhnlich innerhalb eines Jahres nach der Geburt und eine Operation ist nur selten nötig. Nabelhernien kommen sowohl bei Mädchen als auch bei Jungen vor und sind bei manchen ethnischen Gruppen häufiger als bei anderen.
Leistenhernie Diese Art von Hernie tritt vor allem bei Jungen auf und ist gefährlicher als die Nabelhernie. Sie entsteht durch das Austreten von Innereien durch jene Lücke in der Unterleibsmuskulatur, durch welche der Samenleiter mit den Hoden verbunden ist. Manchmal kann sich auch bei Mädchen eine Schwachstelle in der Muskulatur der Leistengegend entwickeln.

Leistenhernien äußern sich durch eine große Schwellung im Hodensack. Sie können während der ersten Wochen und Monate plötzlich auftreten und müssen dringend von einem Arzt untersucht werden.

Die Untersuchung von Hernien kann für das Baby schmerzhaft sein, weshalb es meist ein Schmerzmittel bekommt. Dann wird das Baby auf den Rücken gelegt und der Arzt versucht, die ausgetretenen Organe vorsichtig zurück in die Bauchhöhle zu drücken. Normalerweise gelingt dies auch, aber dennoch muss nach den meisten Hernien die Lücke in der Muskulatur operativ verschlossen werden, da der Darm sonst im Hodensack stecken bleiben kann. Die Operation wird unter Vollnarkose durchgeführt. Es bleibt eine kleine Narbe zurück, die allerdings kaum sichtbar ist

Augenuntersuchung Alle Frühgeborenen werden regelmäßig auf Frühgeborenen-Retinopathie getestet, die bleibende Sehschäden verursachen kann.

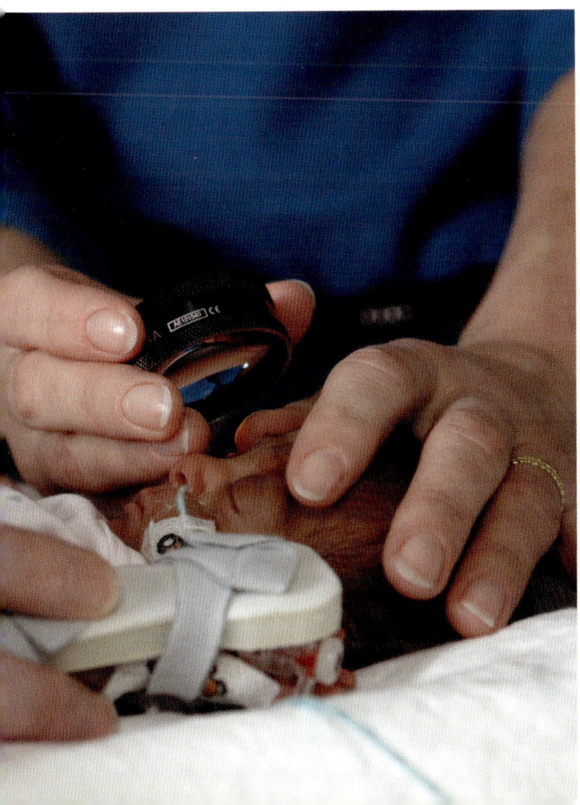

Einverständniserklärungen Die Ärzte erklären Ihnen die für Ihr Baby notwendigen Behandlungsmaßnahmen. Dabei fordern sie meist auch für alltägliche Prozeduren wie Blutabnahmen, das Einführen von Kathetern oder künstliche Beatmung Ihr Einverständnis ein. Falls Ihr Baby eine Operation benötigt, erklärt Ihnen der Chirurg, worum es sich handelt, und informiert Sie über alle Risiken. Danach müssen Sie eine Einverständniserklärung unterschreiben. Auch vor Bluttransfusionen wird das Krankenhaus sich Ihr Einverständnis schriftlich bestätigen lassen.

Die Behandlung Ihres Babys

Jeder medizinische Eingriff an Ihrem Baby wird von den Ärzten mit Ihnen abgesprochen. Man informiert Sie über mögliche Komplikationen und Sie bekommen Gelegenheit, Fragen zu stellen. Zögern Sie nicht, dies auch zu tun.

Der Arzt Ihres Babys informiert Sie über alle Behandlungsmethoden, die für Ihr Baby infrage kommen, und erklärt Ihnen die damit verbundenen Risiken. Der Informationsgehalt dieser Gespräche kann von Arzt zu Arzt unterschiedlich sein. Falls Sie das Gefühl haben, dass man Ihnen die Vor- und Nachteile einer Behandlungsmethode nicht ausführlich oder verständlich genug erklärt hat, scheuen Sie sich nicht, nachzufragen.

Manchmal müssen lebensrettende Maßnahmen sofort ergriffen werden, sodass keine Zeit bleibt, Ihr Einverständnis einzuholen, zum Beispiel wenn Ihr Baby Beatmung oder CPAP (siehe Seite 31) benötigt oder aufgrund eines speziellen Problems auf eine andere Station oder in ein anderes Krankenhaus verlegt werden muss.

Medikamente Abhängig von ihrem Zustand erhalten die Babys auf der Frühgeborenenstation verschiedene Medikamente. Besonders Schmerzmittel kommen häufig zum Einsatz, zum Beispiel vor bestimmten Eingriffen. Babys, die beatmet werden, erhalten für gewöhnlich Morphin in Form einer Dauerinfusion. Es entspannt sie und trübt ihr Bewusstsein für die Zeit der Behandlung, sodass sie danach keine Erinnerung daran haben. Bei Kindern, die über längere Zeit beatmet worden sind, wird das Morphin nicht sofort abgesetzt, sondern sie werden langsam davon entwöhnt. Andere Schmerzmittel

Fototherapie Hat Ihr Baby Gelbsucht, erhält es diese effektive Behandlung, bei der es einem speziellen Licht ausgesetzt wird. Seine Augen sind dabei abgedeckt.

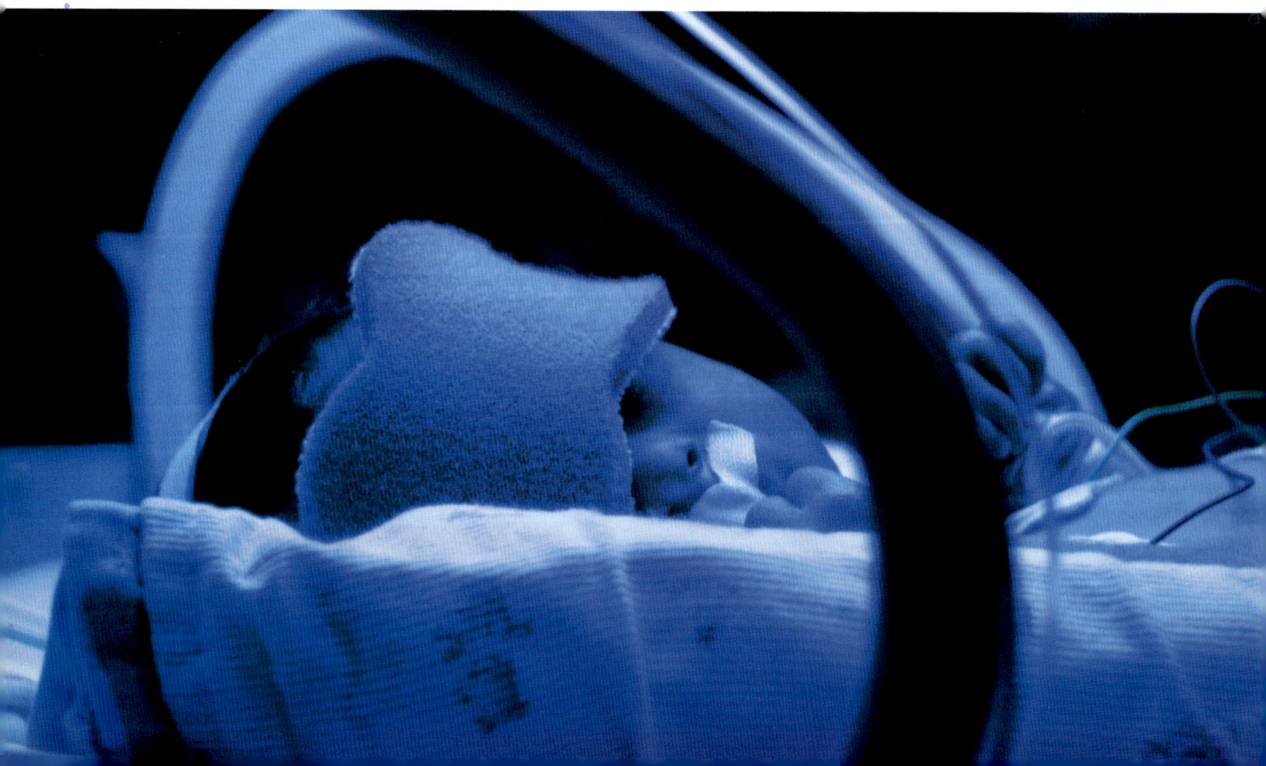

wie Paracetamol und Zuckerlösung (siehe Seite 60) werden ebenfalls eingesetzt.

Weitere Medikamente, die bei Frühgeborenen benutzt werden, sind Antibiotika, Katecholamine zur Steigerung des Blutdrucks, Diuretika für eine verbesserte Harnbildung, Vitamine, Eisen, Phosphate und Steroide. Vielleicht müssen Sie Ihrem Baby auch nach seiner Entlassung noch weiter Medikamente verabreichen. Man wird Ihnen jedoch genau erklären, was Sie dabei beachten müssen.

Gelbsucht Gelbsucht ist bei Frühgeborenen sehr verbreitet. Sie tritt auf, wenn die Leber noch nicht reif genug ist, um ihre Aufgaben zu übernehmen. Dann reichert sich Bilirubin, ein Nebenprodukt des Blutstoffwechsels, zunächst im Blut und dann im Gewebe an. Da sich bei Gelbsucht die Haut eines Babys einige Tage nach der Geburt gelblich verfärbt, ist sie sehr leicht zu erkennen. Eine weitere Diagnosemöglichkeit ist das Messen des Bilirubinspiegels.

Gelbsucht ist meistens kein Grund zur Sorge, da die Bilirubinwerte normalerweise mithilfe von Fototherapie (siehe unten) gesenkt werden können. Deshalb kommt es auch nur noch sehr selten zu extrem schweren Fällen von Gelbsucht, die zu einer Schädigung des Gehirns (Bilirubinenzephalopathie) führen können.

Fototherapie Gelbsucht wird in erster Linie mit Fototherapie behandelt. Dabei wird das Baby, dessen Augen abgedeckt sind, mit blauem Licht bestrahlt. Die Behandlung ist ungefährlich und kann von allen Seiten angewendet werden. Es gibt sogar spezielle Fototherapie-Matratzen und -Laken.

Während einer Fototherapie wird das Baby bis auf die Windel ausgezogen, da so viel Haut wie möglich dem Licht ausgesetzt sein soll. Das Behandlungsteam muss auf ein ausgewogenes Gleichgewicht achten zwischen den langen Zeiträumen, die das Frühgeborene unter dem therapeutischen Licht verbringt, und der Zeit, während der es gefüttert und versorgt wird. Als Nebenwirkungen der Behandlung können Durchfall und Müdigkeit auftreten.

Zur Unterstützung der Fototherapie wird dem Baby besonders viel Flüssigkeit verabreicht, um das überflüssige Bilirubin aus seinem Kreislauf zu spülen.

» Unser Baby hatte gute und schlechte Tage. Wir wussten nie, woran wir gerade waren. «

Claudia, Mutter von Elias

Blutaustauschtransfusion Für den Fall, dass die Fototherapie nicht ausreicht, um den Bilirubinspiegel zu senken, besteht die Möglichkeit einer Blutaustauschtransfusion. Dabei wird das gesamte Blut des Neugeborenen nach und nach durch anderes Blut ersetzt. Dazu nutzt man eine der Nabelschnurarterien und die Nabelschnurvene. Das neue Blut wird über die Arterie zugeführt und das Blut des Babys aus der Vene abgeführt. Nabelschnurkatheter können nur während der ersten Lebenstage eines Neugeborenen eingeführt werden, weil danach die Nabelschnur austrocknet. Einmal eingesetzt, können sie jedoch so lange genutzt werden, wie es nötig ist.

Rhesusunverträglichkeit Blutaustauschtransfusionen kommen vor allem bei Rhesusunverträglichkeit zum Einsatz. Diese tritt auf, wenn eine Mutter Rhesus-negativ ist und ein Rhesus-positives Baby bekommt, was dazu führt, dass die Mutter bei der Geburt Antikörper gegen Rhesus-positive Blutkörperchen bildet. Bei einer Folgeschwangerschaft kann es dann passieren, dass diese Antikörper durch die Plazenta in den Blutkreislauf des Babys gelangen und zu einer Auflösung von roten Blutkörperchen führen. Dies kann beim Kind nach der Geburt zu Anämie und Gelbsucht führen. In extremen Fällen kann es auch zu einer Fehlgeburt kommen.

Im Falle einer Rhesusunverträglichkeit erhalten Mütter schon bei der ersten Schwangerschaft Anti-D, ein Mittel, das die Antikörperbildung verhindert. Manchmal tritt auch eine Inkompatibilität zwischen den Blutgruppen A, B und 0 auf, die meist sehr gut mit Fototherapie behandelt werden kann.

Externe Babys Babys, die auf der Früh- oder Neugeborenenstation nicht behandelt werden können, werden auf eine andere Station oder in ein anderes Krankenhaus verlegt. Dies kann vorkommen, wenn bei einem Neugeborenen ein schweres Herzproblem oder ein verdrehter oder verschlossener Darm entdeckt wird. Nach der Behandlung kann das Baby wieder zurück auf die Neugeborenenstation verlegt werden. Allerdings wird es dort zuerst für einige Tage in einem Quarantäneraum untergebracht und es werden Abstriche genommen. Arzt und Personal tragen Schutzkleidung und Handschuhe, bis die Laborergebnisse vorliegen. Erst wenn sich in den Abstrichen keine Bakterien mehr bilden, darf das Neugeborene zurück auf die normale Station. Auch nach einer Frühgeburt, die zu Hause stattgefunden hat, muss diese Prozedur durchgeführt werden, um das Einschleppen von Erregern zu verhindern.

» Er wurde in verschiedenen Krankenhäusern behandelt. Es gab kaum etwas, das er nicht hatte. «

Claudia, Mutter von Elias

Wenn Ihr Baby nochmals im Krankenhaus behandelt werden muss, nachdem Sie es mit zu sich nach Hause genommen haben, etwa wegen Gelbsucht oder einer Infektion mit B-Streptokokken (eine potenziell sehr gefährliche Infektion, die sich in den ersten Lebenstagen entwickeln kann), wird es nicht wieder in der Neugeborenenstation untergebracht, auch wenn es diese erst kurz vorher verlassen hat. Es wird dann in der Kinderklinik behandelt.

Bevor Sie mit Ihrem Baby die Neugeborenenstation verlassen, erklärt man Ihnen, wie sie Ihrem Kind seine Medikamente verabreichen und auf welche Dinge sie achten sollten. Wenn Ihr Baby nach dem Verlassen der Klinik krank wird, sollten Sie es in jedem Fall von einem Arzt untersuchen lassen.

Kältetherapie Kommt es bei der Geburt eines Babys nach der 36. Woche zu Komplikationen und wird sein Gehirn für kurze Zeit nicht ausreichend mit Sauerstoff versorgt, kann ihm eine Kältetherapie helfen, weil dadurch die Stoffwechselrate des Babys verlangsamt und das Auftreten von Gehirnschäden verhindert oder vermindert wird.

Während der Behandlung liegt das Baby auf einer speziellen Kühlmatte. Die Therapie dauert meistens 72 Stunden, dann wird das Baby langsam wieder aufgewärmt. Die Behandlung muss innerhalb von sechs Stunden nach der Geburt erfolgen. Sie wird nur in speziellen Kliniken durchgeführt und ist nicht für sehr früh geborene Babys geeignet.

Beruhigende Umarmung Wenn ein Baby gehalten wird, beruhigt es sich schnell. Falls der Zustand Ihres Babys dies nicht zulässt, hilft es ihm schon, Sie in der Nähe zu haben.

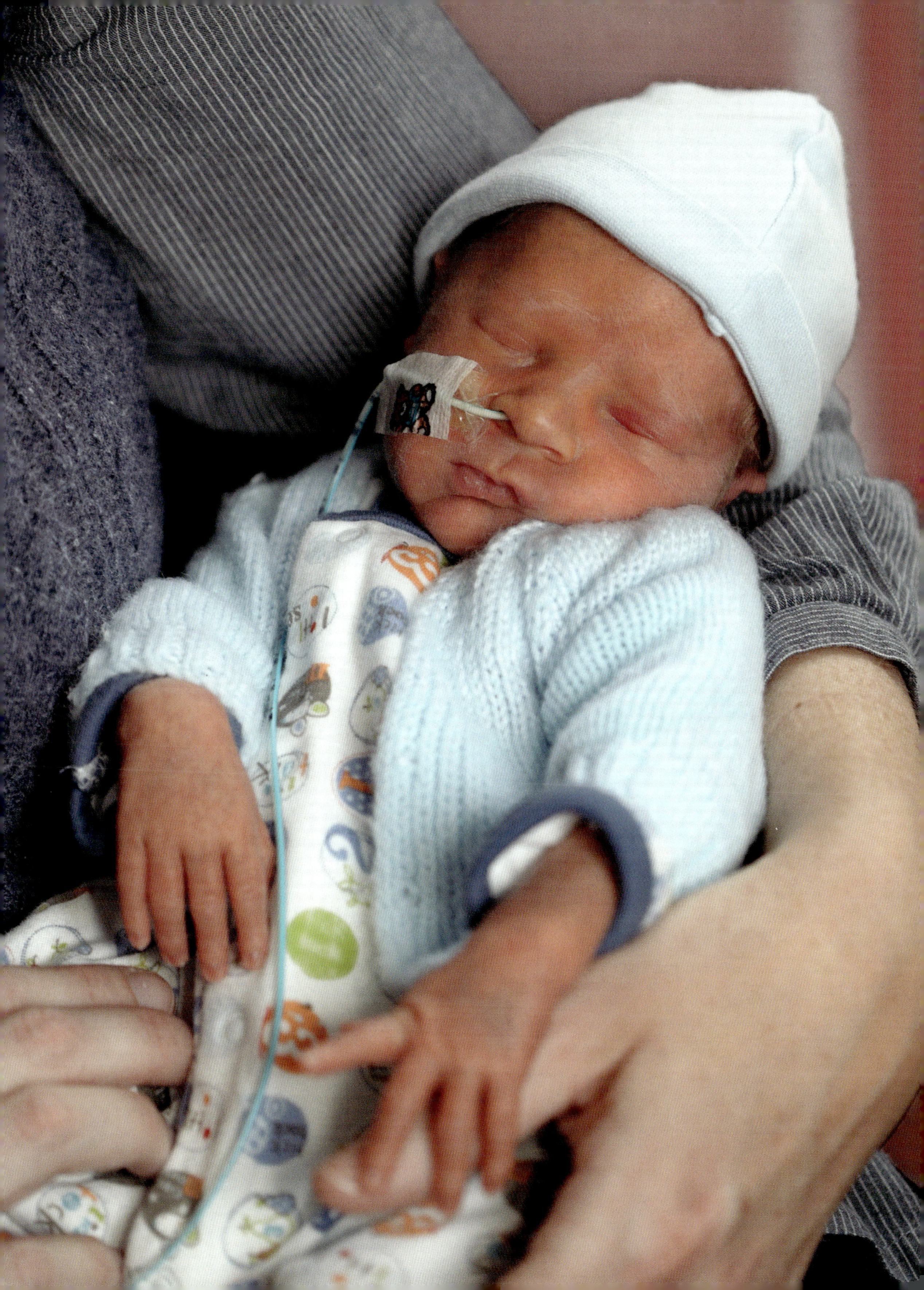

Negative Folgen der Behandlung

Bei jeder Behandlung, die Ihr Baby in der Klinik erhält, überwiegt der Nutzen die Risiken. Leider kann es trotzdem manchmal zu Komplikationen kommen, die das Personal jedoch nach Kräften zu verhindern versucht.

Alle medizinischen Maßnahmen für Frühgeborene bergen das Risiko für Nebenwirkungen oder Komplikationen. Nichts kann eben den Mutterleib ersetzen, wenn es darum geht, Wachstum und Entwicklung eines Babys zu fördern. Sie können dem Personal vertrauen, dass es Ihrem Baby die bestmögliche Pflege angedeihen lässt. Dennoch besteht die Möglichkeit, dass es bei Ihrem Baby zu einer der unten aufgeführten negativen Folgen einer medizinischen Behandlung kommt. Besprechen Sie Ihre Sorgen oder Fragen jederzeit mit dem Personal.

Pneumothorax Dies bedeutet, dass Luft durch ein kleines Loch in der Lunge in den Brustkorb strömt und die Lunge dadurch zum Kollabieren bringen kann. Das kann auch Babys betreffen, die nicht reanimiert wurden. Allerdings ist das Risiko bei Babys, die CPAP (siehe Seite 31) erhalten oder beatmet werden, deutlich erhöht.

Ein Pneumothorax muss nicht notwendigerweise große Probleme verursachen. Er kann jedoch sehr schnell entstehen, wobei die rasante Verschlechterung des Zustands des Babys ein sofortiges Eingreifen nötig macht.

Intraventrikuläre Blutung Die größten Sorgen machen sich Eltern meistens um das Gehirn ihres Kindes. Durch die Frühgeburt kann es zu Blutungen im Gehirn kommen, weil die dünnen Zellwände der Ventrikel (Hirnkammern) leicht Schaden nehmen können.

Je früher ein Baby geboren wird und je instabiler es in der ersten Lebenswoche ist, desto höher ist die Gefahr für intraventrikuläre Blutungen. Die Ventrikel sind jedoch bei einem Fontanellen-Ultraschall erkennbar und der Doktor kann anhand der Größe der Blutung einschätzen, ob sie langfristige Probleme für die Entwicklung des Babys verursachen wird. Man unterscheidet vier Grade von intraventrikulären Blutungen. Der erste Grad bezeichnet eine sehr geringe Blutung, der vierte bedeutet eine Blutung bis ins umliegende Gehirngewebe.

Je größer die Blutung, desto höher ist das Risiko für langfristige Probleme. Eine Blutung ersten Grades verursacht keine langfristigen Gehirnschäden. Bei einer Blutung vierten Grades, vor allem, wenn sie beide Gehirnhälften betrifft, sind langfristige Schäden sehr wahrscheinlich. Dies kann die Motorik, wie zum Beispiel das Laufen, betreffen, oder aber die Sprache sowie kognitive Fähigkeiten.

Bronchopulmonale Dysplasie Wenn ein Baby im korrigierten Gestationsalter von 36 Wochen noch zusätzlichen Sauerstoff benötigt, hat es eine sogenannte bronchopulmonale Dysplasie. Diese chronische Lungenkrankheit kann die Folge künstlicher Beatmungsmaßnahmen sein und tritt bei Frühgeborenen leider besonders häufig auf.

Es besteht jedoch Hoffnung, dass Ihr Baby im Lauf der Zeit immer weniger Hilfe beim Atmen und auch weniger zusätzlichen Sauerstoff benötigt und dass sich sein Zustand verbessert. Meistens muss man nur Geduld haben. Manche Babys können die Klinik auch verlassen, obwohl sie noch zusätzlichen Sauerstoff brauchen. Wenn das Personal der Ansicht ist, dass Sie Ihr Baby zu Hause versorgen können,

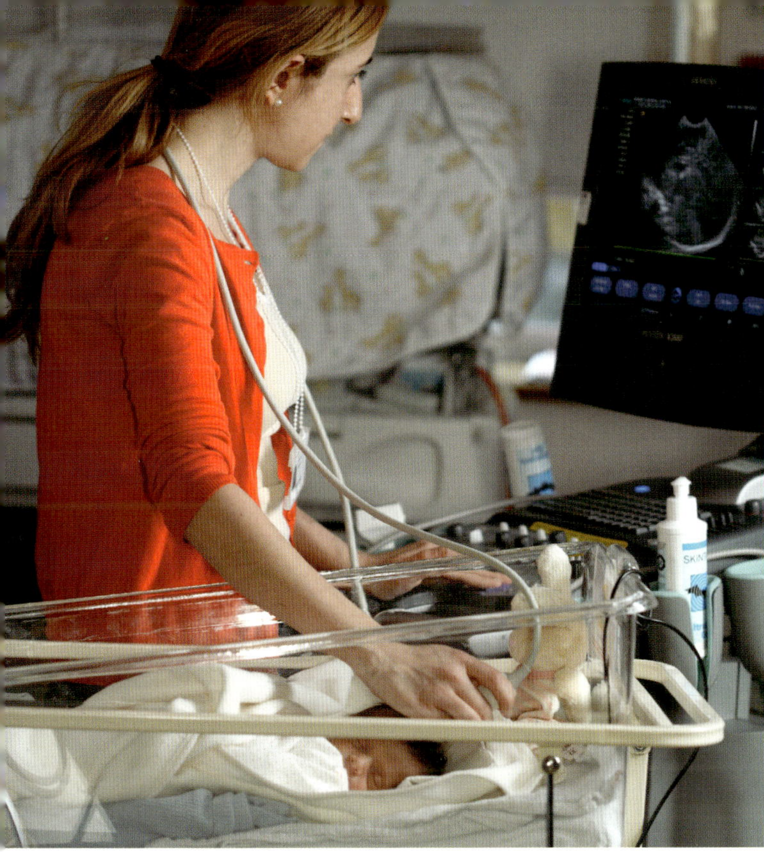

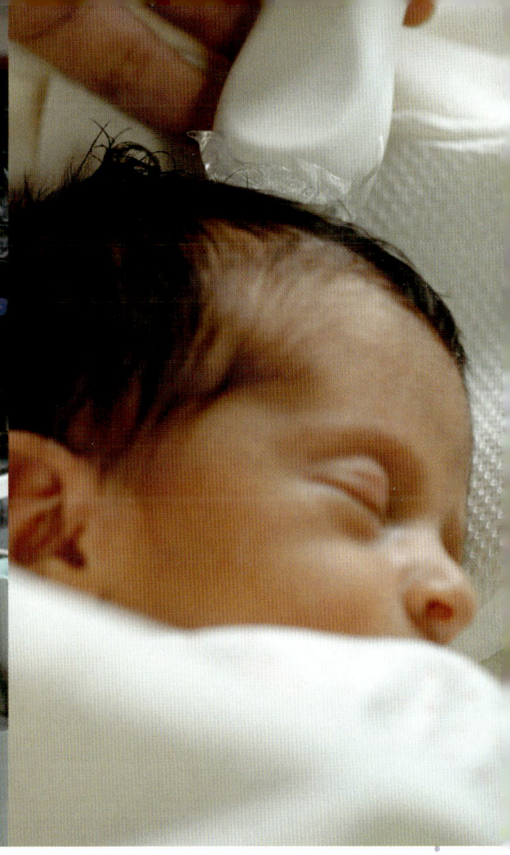

Ultraschall Mit einem tragbaren Scanner wird regelmäßig geprüft, ob im Gehirn Ihres Babys Blutungen aufgetreten sind. Ihr Baby merkt davon nichts.

auch wenn es noch über einen längeren Zeitraum Sauerstoff benötigen wird, wird man Ihnen alle notwendigen Geräte für zu Hause zur Verfügung stellen und Ihnen die Anwendung erklären.

Sepsis (Infektion) Frühgeborene sind anfälliger für Infektionen als termingerecht geborene Babys. Das Risiko erhöht sich noch durch all die Kanülen und Schläuche, die Flüssigkeiten in ihre Körper leiten. Auf der Frühgeborenenstation wird alles Erdenkliche getan, um Infektionen zu verhindern, aber wenn Ihr Baby sich aus unbekannten Gründen nicht wohlfühlt, wird von einer Infektion ausgegangen und Ihr Baby erhält Antibiotika.

Blut, Urin und manchmal auch Proben der Gehirn-Rückenmark-Flüssigkeit werden in ein Labor geschickt und dort auf Anzeichen einer Infektion untersucht. Wenn der Arzt das Resultat in Händen hält, weiß er, ob er mit der Antibiotikabehandlung fortfahren soll oder nicht. Der Labortest dauert 48 Stunden, weil eine Bakterienkultur angelegt werden muss. Wenn keine Bakterien gewachsen sind, kann eine ernste Infektion des Babys so gut wie ausgeschlossen werden.

Nekrotisierende Enterokolitis (NEC)

Plötzliches Unwohlsein, ein druckempfindlicher und geschwollener Bauch, Erbrechen oder Blut im Stuhl können Anzeichen für NEC sein. Das ist eine entzündliche Darmerkrankung mit unbekannter Ursache, die schlimmstenfalls tödlich sein kann.

Der Arzt wird das Baby röntgen, das Füttern mit Milch sofort untersagen und eine Behandlung mit Antibiotika einleiten. Geht es dem Baby sehr schlecht, wird es künstlich beatmet und notfalls auch operiert.

Mit der Angst umgehen

Eltern von Frühgeborenen durchleben eine Vielzahl von Ängsten. Manchmal werden ihnen schwierige Entscheidungen abverlangt. Wichtig ist dann vor allem Zuspruch und Hilfe bei der Bewältigung der Krisensituation.

Manchmal ist ein Baby so krank, dass das Personal nach eingehender Überprüfung aller Möglichkeiten zu dem Schluss kommt, dass seine Überlebenschancen gering sind oder es im besten Fall so behindert sein würde, dass sein Leben eine Qual wäre.

Wenn es dazu kommt, dass eine weitere Intensivbehandlung möglicherweise nicht mehr im Interesse des Kindes liegt und nur zu unnötigen Schmerzen führen würde, klärt man Sie in einem Gespräch über die Gründe und möglichen Szenarien auf. Da es sich hier natürlich um ein sehr schwieriges Thema handelt, ist es wichtig, dass Sie über alle Fakten verfügen, die Sie brauchen, um eine Entscheidung treffen zu können. Nach Möglichkeit sollten unbedingt beide Eltern bei diesem Gespräch anwesend sein. Alleinerziehende Mütter können sich von Familie oder Freunden begleiten lassen.

Die Entscheidung, nicht zu reanimieren

Viele Neonatologen halten 400 g Geburtsgewicht für die Grenze der Lebensfähigkeit, unterhalb derer sie keine lebenserhaltenden Maßnahmen durchführen würden. Die anerkannten Grenzwerte unterscheiden sich von Land zu Land und können sich auf Gewicht, Gestationsalter oder beides beziehen. Außerdem können Ärzte innerhalb eines gewissen Spielraums von Fall zu Fall entscheiden und so zum Beispiel ein Baby, das 26 Wochen alt, aber sehr krank ist, nicht wiederbeleben, während sie bei einem anderen Baby den Versuch unternehmen, obwohl es erst 23 Wochen alt ist. Wenn eine Entscheidung getroffen werden muss, ist das Gewicht immer ein guter Richtwert.

Ist ein Baby zu klein und nicht lebensfähig, kann es manchmal das Beste sein, es in eine Decke zu

ZWILLINGE UND DRILLINGE

Wenn ein Zwilling sehr krank ist

Bei Zwillingen und Drillingen, die vor der 29. Woche geboren werden, ist das Risiko, dass es bei einem der Babys zu schweren Komplikationen kommt, höher als bei einem Baby, das einzeln geboren wird. Außerdem ist der Geburtsvorgang bei Mehrlingsgeburten komplizierter, sodass auch dabei schon Schwierigkeiten auftreten können.

Für die Eltern von Zwillingen ist es ein schwerer Schlag, wenn abzusehen ist, dass einer der Zwillinge wahrscheinlich nicht überleben wird.

Wenn ein Kind in der Klinik stirbt, können die Eltern Trauerbegleitung in Anspruch nehmen. Es ist wichtig, dass eine Familie diese Unterstützung auch erhält, wenn ein Zwilling stirbt, obwohl sie ein gesundes Baby mit nach Hause nehmen können. Die Eltern sollten daran denken, dass ihr Kind, wenn es größer wird, vielleicht alles über seinen Bruder oder seine Schwester wissen möchte, und deshalb Fotos und Erinnerungsstücke aufbewahren, um sich später gemeinsam an das Baby zu erinnern.

wickeln und es seiner Mutter in den Arm zu legen. Dies mag grausam erscheinen, aber ein 350 g schweres Baby wiederzubeleben bedeutet Schmerz und Angst für das Neugeborene, während die Chance, dass es die erste Woche überlebt, geschweige denn je eine gewisse Lebensqualität haben wird, sehr, sehr gering ist.

Entscheidungen über die Behandlung

Das Personal auf Neu- und Frühgeborenenstationen besteht unter anderem aus Pflegern, Ärzten und Psychologen, die als Team zusammenarbeiten. Sie halten regelmäßig Besprechungen ab, um schwierige Entscheidungen zu treffen, zum Beispiel, ob es sinnvoll ist, ein bestimmtes Baby mit schwersten Hirnschäden noch weiter intensivmedizinisch zu betreuen.

Solche schwierigen Entscheidungen im Einverständnis mit den Eltern zu treffen und diesen die Hintergründe zu erklären, gehört zu den schwierigsten Aufgaben eines Arztes, denn er will den Angehörigen möglichst viel Schmerz ersparen. Trotzdem ist es wichtig, dass sich die Eltern darauf verlassen können, dass sie alle Informationen erhalten, auch wenn es um sehr schwierige Themen geht. Das kann sowohl für Eltern als auch für die Ärzte emotional sehr belastend sein.

Manchmal drehen sich die Besprechungen des Personals darum, ob ein bestimmtes Baby weiterhin beatmet werden soll oder ob bei einem anderen Baby die Beatmung wieder aufgenommen werden soll, wenn sich sein Zustand verschlechtert. Nachdem über diese Angelegenheiten ausführlich diskutiert wurde, bespricht das Team mit den Eltern, was das Beste für ihr Baby ist – je nachdem, wie sich sein Zustand entwickelt.

Manchmal wird es das Beste sein, sich für eine sogenannte Palliativpflege zu entscheiden. Das heißt, dass nicht mehr um jeden Preis versucht wird, das Baby am Leben zu erhalten, sondern dass ihm mit optimaler Pflege und Fürsorge die verbleibende Zeit so angenehm gemacht wird, wie es irgend möglich ist. Die wichtigste Grundlage der Palliativversorgung ist die Entscheidung, mit welchem Medikament dem Baby möglichst viele Schmerzen erspart werden. Morphin eignet sich dafür beispielsweise sehr gut, da es nicht nur ausgezeichnet Schmerzen stillt, sondern die möglicherweise unangenehmen letzten Tage oder Stunden viel erträglicher macht. Auch in dieser Zeit wird das Baby natürlich noch genauso gut versorgt und gepflegt wie vorher.

Zuständig für die Palliativtherapie sind besonders geschulte Ärzte und Pflegekräfte. Auch Psychologen gehören mit zum Team, das nicht nur das Baby umsorgt, sondern auch für die Eltern da ist.

> »Ich konnte ihm die ersten zwei Wochen keinen Namen geben, für den Fall, dass noch etwas passiert. Ich dachte, so fällt es mir leichter.«
>
> *Anja, Mutter von Fabian*

Was, wenn es zu Meinungsverschiedenheiten kommt? Die Entscheidung, lebenserhaltende Maßnahmen abzubrechen, sollte vom Behandlungsteam und den Eltern einvernehmlich getroffen werden. Das Personal befindet sich immer in enger Zusammenarbeit mit den Eltern. Wenn diese mit der Entscheidung nicht einverstanden sind, werden die Maßnahmen fortgeführt, die Eltern immer auf dem neuesten Stand gehalten und die Entscheidung auf einen späteren Zeitpunkt verschoben, falls sie dann noch getroffen werden muss. Es ist verständlich, dass es bei der Entscheidung, die Intensivbehandlung abzubrechen, zu Meinungsverschiedenheiten kommen kann. Manche Eltern entscheiden aus religiösen Motiven, andere wollen die Hoffnung auf ein Wunder nicht aufgeben.

Wertvolle Zeit Falls Ihr Einverständnis nicht sofort benötigt wird, nehmen Sie sich Zeit zum Abwägen. So haben Sie die Möglichkeit, die Situation zu überdenken und vielleicht eine Möglichkeit zu finden, besser mit der Nachricht umzugehen, die Sie von den Ärzten erhalten haben.

Wenn Sie sich entscheiden, die intensivmedizinische Behandlung einzustellen, bedeutet das nicht, dass Ihr Baby nicht nach wie vor gut vom Pflegepersonal versorgt wird. Sobald Ihr Baby nicht mehr beatmet wird, können Sie es jedoch aus dem Brutkasten nehmen, in die Arme schließen und in einem ruhigen Raum Zeit mit ihm verbringen.

Möglicherweise atmet es noch viele Stunden, oder sein Herz setzt bald nach dem Einstellen der Beatmung aus. Was auch immer in dieser Zeit passiert, die Sie mit Ihrem Baby teilen können – sie ist mit nichts aufzuwiegen.

Reaktionen auf Krisensituationen So lange Ihr Baby auf der Frühgeborenenstation ist, kann es zu problematischen Situationen kommen. Neben den beschriebenen, wohl schwierigsten Entscheidungen sind möglicherweise noch viele andere, kleinere und größere Krisen zu bewältigen.

Bei vielen Eltern kommt es dabei zu körperlichen und seelischen Krisenreaktionen. Das ist eine natürliche Reaktion – denn bei einer Frühgeburt handelt es sich ganz klar um ein traumatisches Ereignis für alle Beteiligten. Es ist für Sie und Ihr Kind aber wichtig, dass Sie die folgenden Anzeichen ernst nehmen und sich Hilfe und Unterstützung suchen:

- Wenn Sie dauerhaft unter Schlafproblemen, Nervosität, Gereiztheit, Schreckhaftigkeit oder Gedächtnisproblemen leiden.
- Wenn immer wieder ungewollt Erinnerungen an die Frühgeburt in Ihnen aufsteigen (Gedanken, Gefühle, Bilder, Alpträume).
- Wenn Sie bemerken, dass Sie über die Geburt und/oder die Situation danach überhaupt nicht sprechen können.

> »Ich nenne Lukas erst jetzt beim Namen. Davor war er nur ›das Baby‹. Ich habe Fotos, aber es ist, als wäre das alles jemand anderem passiert.«
>
> *Claudia, Mutter von Elias*

Langfristige Auswirkungen verhindern

Viele Eltern finden nach der Schockphase der Frühgeburt von selbst zu ihrer gewohnten inneren Stabilität zurück. Bisweilen kommt es jedoch zu dauerhaften Beschwerden und leider ist es gar nicht so selten, dass die Paarbeziehung unter der Belastung leidet. Es kann sogar passieren, dass Sie die ersten Wochen wunderbar bewältigen und sich erst nach einiger Zeit traumatische Krisenreaktionen bemerkbar machen.

Die Sorge um das Baby kann sich auch später noch in übermäßiger, manchmal nicht mehr kontrollierbarer Angst um sein Wohlergehen niederschlagen.

Untersuchungen zeigen, dass es, um solche traumatische Reaktionen zu verhindern, sehr hilfreich ist, gleich auf der Frühgeborenenstation für das Baby mit da zu sein. Manche Eltern haben das Gefühl, noch gar keine richtige Familie sein zu können, solange ihr Kind im Krankenhaus versorgt wird. Dieses Familiengefühl, die Bindung zum Baby und die (Mit-)Verantwortung für sein Wohbefinden helfen aber, negativen Belastungsreaktionen vorzubeugen. Auch deswegen wird sich das Stationspersonal bemühen, Sie in die Pflege Ihres Kindes einzubeziehen, Ihnen beispielsweise Känguruhen zu ermöglichen und andere »Familienangebote« zu machen.

Elterngesprächsgruppen Vielleicht haben Sie gehört, dass es in Ihrer Klinik eine Gesprächsgruppe für Eltern frühgeborener Kinder gibt. Solche Gruppen gibt es zwar längst nicht überall und sie sind unterschiedlich organisiert. Falls Ihnen das Angebot aber zur Verfügung steht, sollten Sie ruhig den Kontakt suchen. Den allermeisten Eltern hilft es sehr, sich mit anderen Betroffenen auszutauschen, die sich in ihre Situation auch wirklich einfühlen können.

Hier wissen alle, mit welchen Gefühlen und Ängsten Sie zu kämpfen haben, und können Sie aus eigener Erfahrung wirkungsvoll unterstützen. Außerdem stärkt es das eigene Befinden, selbst Mitbetroffenen helfen zu können. Nicht zuletzt geben die Erfolge und Fortschritte anderer Eltern oftmals Hoffnung und Zuversicht zurück, die an manchen Tagen vielleicht allzusehr auf sich warten lassen.

Sonstige Hilfsangebote Auch wenn es an Ihrem Krankenhaus keine solche Elterngesprächsgruppe gibt, sind Sie eventuellen Krisenreaktionen nicht hilflos ausgeliefert. So gibt es an vielen Orten klinikunabhängige Selbsthilfegruppen für Frühchen-Eltern (hilfreiche Adressen siehe Seite 124). Sie können sich an den Sozialdienst des Krankenhauses wenden und fragen, welche Angebote konkret zur Verfügung stehen. Selbst der Austausch mit Mitbetroffenen über ein Internet-Forum kann entlasten. Wichtig ist vor allem, dass Sie nachhaltigen Krisenreaktionen vorbeugen bzw. diese erkennen, ernst nehmen und Unterstützung annehmen. Das dient auch dem Wohlergehen Ihres Babys.

MEINE GESCHICHTE

Laura erzählt …

» Ich war insgesamt fünf Male schwanger. Bei der ersten und vierten Schwangerschaft hatte ich frühe Fehlgeburten und bei der zweiten platzte nach 22 Wochen meine Fruchtblase und ich bekam verfrühte Wehen, sodass Jason, unser kleiner Junge, nach 23 Wochen geboren wurde. Er lebte nach der Geburt nur eine Stunde.

Wir versuchten erst wieder ein Kind zu bekommen, nachdem untersucht worden war, ob ein medizinisches Problem daran schuld ist, dass ich kein Baby termingerecht gebären kann.

Dann wurde ich zum dritten Mal schwanger. Während der Schwangerschaft machte ich eine Psychotherapie. Ich konnte mich nicht richtig über die Schwangerschaft freuen, aber als alles gut ging und unser Baby Tim termingerecht geboren wurde, fühlte ich mich so erleichtert.

Ich hätte nicht gedacht, dass ich bei meiner fünften wieder eine Frühgeburt haben könnte. Noah kam in der 27. Woche zur Welt und wog 915 g. Tief in meinem Inneren war ich mir sicher, dass er es nicht schaffen würde, bis die Ärzte uns irgendwann sagten, dass sein Zustand so gut sei, dass wir ihn mit nach Hause nehmen könnten.

Ich glaube nicht, dass ein Tag vergeht, an dem mein Mann und ich nicht an unser totes Baby denken. Ich bin froh, dass wir nicht aufgegeben haben, denn sonst hätten wir jetzt nicht unsere beiden wunderbaren Jungen. «

Laura, Mutter von Noah

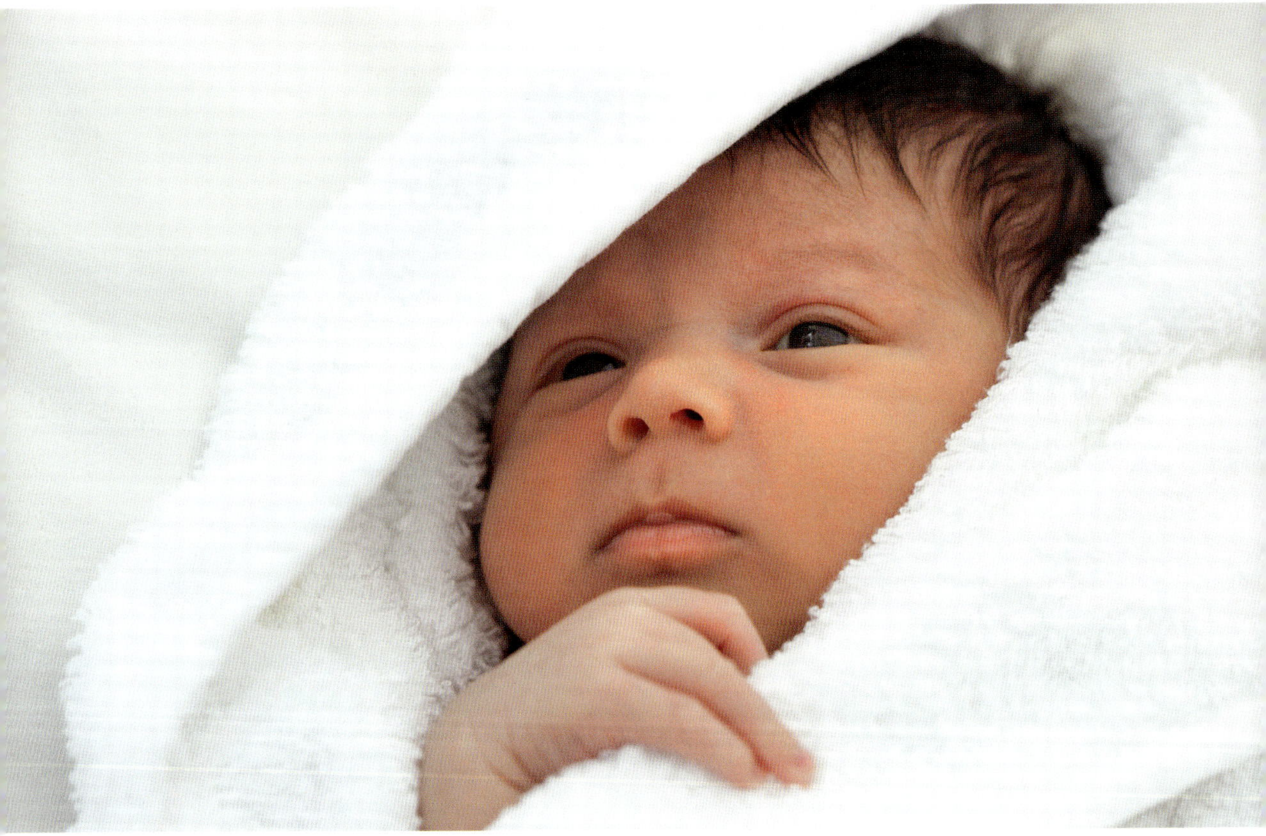

Endlich daheim

Sie haben sich danach gesehnt, Ihr Baby endlich mit nach Hause nehmen zu dürfen. Nun, da es bald so weit ist, fühlen Sie sich plötzlich verunsichert. Doch keine Sorge, das Personal wird Sie und Ihr Baby gut auf den großen Tag vorbereiten.

Vorbereitungen treffen

Der Tag, auf den Sie so lange gewartet haben, ist endlich gekommen: Ihr Baby darf die Klinik verlassen. Die Aufregung ist groß! Doch das Personal wird dafür sorgen, dass Sie zurechtkommen, und wissen, wo Sie Hilfe anfordern können.

Die Nachricht, dass Sie Ihr Baby bald nach Hause bringen dürfen, ist sehr aufregend und Sie haben vielleicht lange darauf gewartet. Vermutlich bereitet Ihnen der Gedanke an die gemeinsame Heimkehr gemischte Gefühle, denn neben der Freude macht sich oft auch Unsicherheit breit, ob man überhaupt ohne professionelle Hilfe mit dem Baby zurechtkommt. Solche Befürchtungen sind völlig normal. Oft fragen Eltern, ob ihr Baby nicht noch etwas länger in der Klinik bleiben kann, weil sie befürchten, noch nicht richtig darauf vorbereitet zu sein. Aber wenn das Baby bereit ist, die Station zu verlassen, ist es zu Hause bei den Eltern am besten aufgehoben. Ihr Baby wird entlassen, wenn es in normaler Umgebung seine Körpertemperatur aufrechterhalten kann, und in der Regel, wenn es vollständig mit Flaschen- oder Muttermilch ernährt wird und keine Spezialpflege mehr braucht, die Sie daheim nicht bieten könnten. Manche Babys können auch mit Sauerstoffversorgung oder Magensonde nach Hause.

» Ich habe mich so gefreut, war aber auch ängstlich, alles ohne Hilfe des Klinikpersonals schaffen zu müssen. «

Laura, Mutter von Noah

Schon vor der Entlassung des Babys werden Sie sich vielleicht Sorgen machen, ob Sie sich allein und ohne Beistand des Klinikpersonals um es kümmern können. Keine Angst, man wird Sie nicht einfach nach Hause schicken, ohne dass Sie wissen, wie Sie es pflegen sollen. Auch wenn Ihr Baby noch spezielle Pflege oder Medikamente braucht, wird das Personal Sie vorher ausführlich darin unterweisen.

Es gibt zwar kein Standardgewicht oder -alter für die Entlassung, aber die meisten Babys dürfen ab 1,8 kg Körpergewicht (manchmal auch schon mit 1,5 kg) nach Hause. Das ist noch sehr klein, doch wenn das Baby gesund ist, geht das in Ordnung.

Ein paar Dinge sollten Sie vorbereiten, ehe Ihr Kind entlassen wird – sowohl während der letzten Tage auf der Station als auch daheim (siehe Check-

ZWILLINGE UND DRILLINGE

Helfende Hände

Mit Mehrlingen sollten Sie zu Hause jede Hilfe annehmen, die Ihnen angeboten wird. Wenn Freunde fragen, was sie für Sie tun können, bitten Sie sie für Sie zu kochen oder einzukaufen.

Mit Mehrlingen ist in den ersten Wochen Organisation das A und O. Hilfreich sind auch Leute, die Ihnen abwechselnd zur Seite stehen.

Haben Sie keine Freunde oder Familie in der Nähe, können Sie auch auf einer Schwesternschule anfragen, ob dort jemand ein Praktikum bei Ihnen machen möchte. In bestimmten Fällen zahlt die gesetzliche Krankenversicherung eine Haushaltshilfe.

»Ich habe zwei Nächte lang Rooming-in gemacht. In der ersten schlief ich eine Stunde, in der zweiten zwei!«

Sophie, Mutter von Samuel und Leo

listen Seite 88–89). Fragen Sie ruhig das Personal, wenn Sie sich bei etwas nicht sicher sind. Sie sollten außerdem versuchen, sich vor der Entlassung so viel es geht auszuruhen, damit Sie am großen Tag möglichst frisch und entspannt sind.

Rooming-in Der Gedanke, dass Ihr Baby die Sicherheit der Frühgeborenenstation nach so vielen Wochen oder Monaten verlassen wird, kann überwältigend und beängstigend sein. Schließlich ist Ihr Baby noch so klein und zart. In manchen Kliniken wird daher das sogenannte Rooming-in angeboten. Es bedeutet, dass Sie einige Nächte in einem Krankenhauszimmer allein mit Ihrem Kind verbringen. So können Sie Ihr Baby allein wickeln, baden, umziehen und füttern. Wenn doch etwas nicht klappt, ist rund um die Uhr eine Schwester oder ein Pfleger zur Stelle. Das Rooming-in wird Ihr Selbstvertrauen stärken, sich selbst um Ihr Baby kümmern zu können. Gleichzeitig verschafft es Ihnen einen Eindruck davon, was Sie in der nächsten Zeit zu Hause erwartet. Studien haben gezeigt, dass Rooming-in für Eltern eine extrem positive Erfahrung sein kann.

Ab nach Hause Am letzten Tag in der Klinik werden Sie gemischte Gefühle begleiten. Denken Sie daran, dass der beste Ort für Sie und Ihr Baby Ihr Zuhause ist.

Warm eingepackt Ziehen Sie Ihr Baby für die Heimreise nicht zu dünn an, denn es ist an die warmen Temperaturen auf der Station gewöhnt.

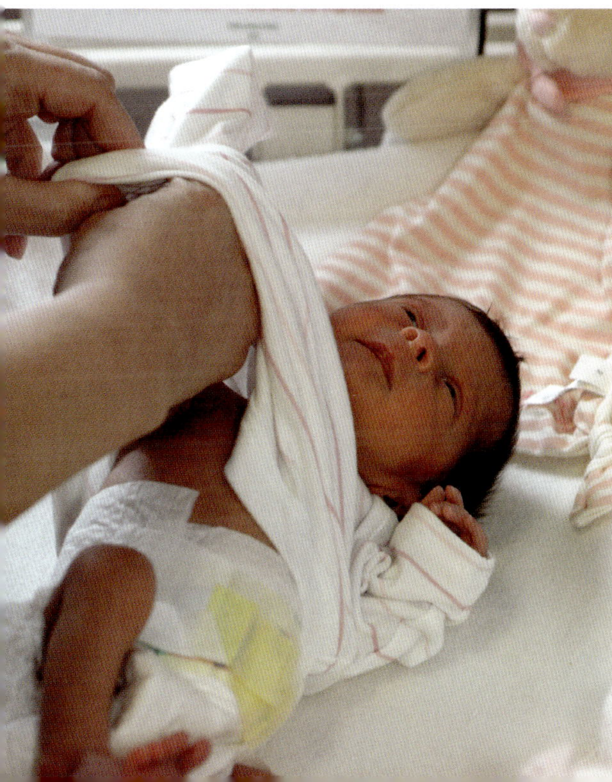

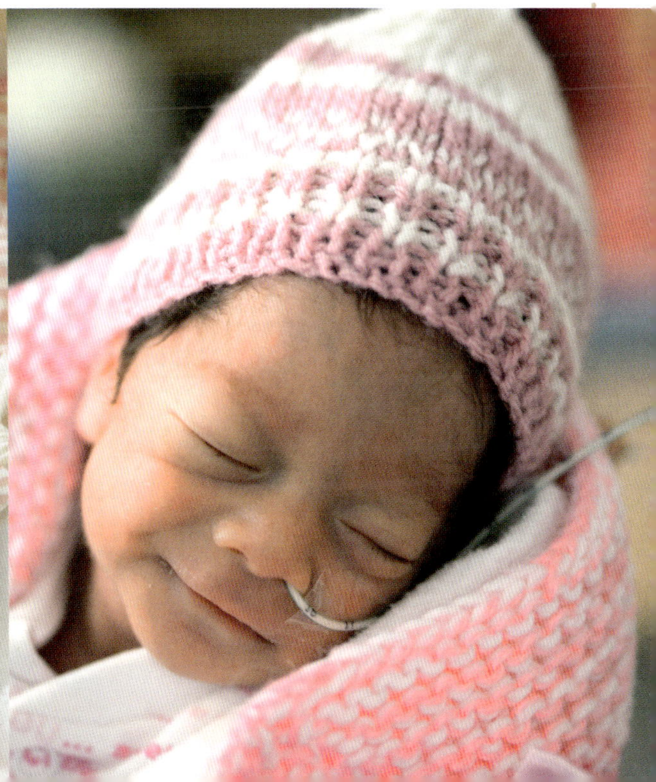

Checklisten

Vor Verlassen der Klinik sollten Sie überzeugt sein, dass Sie zu Hause mit dem Baby klarkommen werden. Lassen Sie sich vom Personal alles zeigen und erklären, worin Sie noch unsicher sind.

Vor Verlassen der Klinik

Haben Sie …

- √ Routine im Windelwechseln?
- √ Ihr Baby einige Male gebadet?
- √ gelernt, wie man abgepumpte Milch richtig aufbewahrt?
- √ gelernt, wie man Formulamilch zubereitet?
- √ gelernt, wie man Flaschen und Sauger reinigt und sterilisiert?
- √ gezeigt bekommen, wie Sie dem Baby seine Medizin verabreichen? Wenn Sie unsicher sind, fragen Sie noch einmal nach.
- √ das Baby für die Heimfahrt richtig angezogen?
- √ einen Babysitz für die Heimfahrt organisiert?
- √ erklärt bekommen, wie Sie das Risiko für plötzlichen Kindstod senken?
- √ die Grundlagen der ersten Hilfe gelernt?
- √ Ihr Kind im Standesamt angemeldet? Dies muss in den deutschsprachigen Ländern innerhalb bestimmter Fristen erfolgen, wird aber meist von der Klinik übernommen.
- √ alles zu Hause für die Ankunft Ihres Babys vorbereitet?
- √ alles getan, um sich mental auf das Verlassen der Klinik einzustellen?

Babykleidung Die Kleidung des Babys sollte leicht an- und auszuziehen sein.

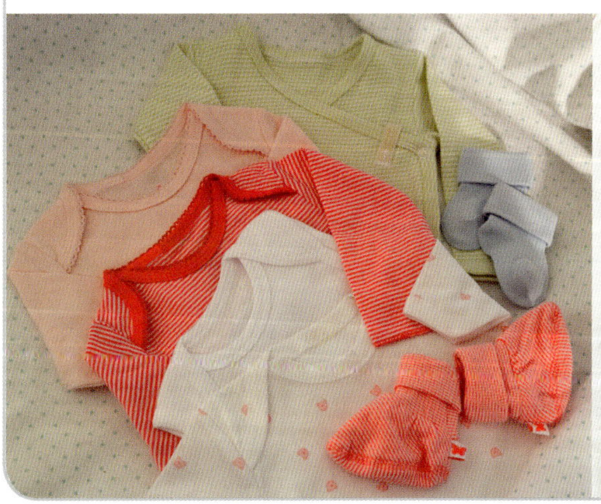

Autositz Für die Heimfahrt im Auto benötigen Sie einen Babysitz mit Einsatz für Neugeborene.

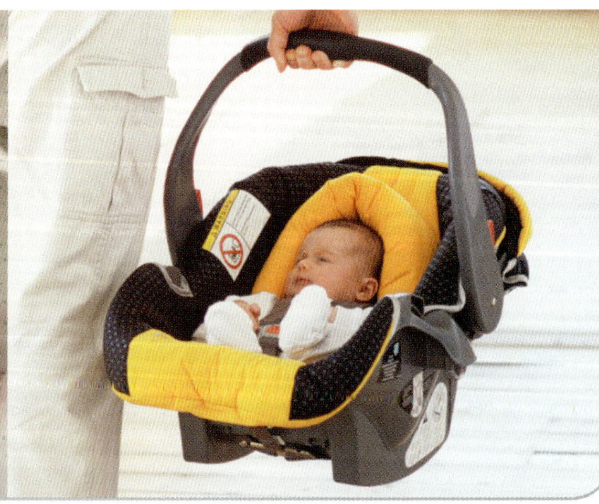

Daheim

Welche Ausstattung benötigt mein Baby?

Unbedingt nötig:

- √ Windeln in der richtigen Größe
- √ Kleidung in der richtigen Größe
- √ Babyfläschchen und Sterilisator, wenn das Baby mit der Flasche gefüttert wird
- √ Bettchen, Korb oder Wiege
- √ Bettwäsche
- √ Kinderwagen oder Buggy, der auch für Neugeborene geeignet ist
- √ Für Autofahrten ein Babysitz mit speziellem Einsatz für Neugeborene, sodass Ihr Baby nicht herumrutscht

Nach Wunsch:

- √ Schnuller – Man kann sie benutzen, aber sie sind nicht unbedingt nötig.
- √ Ein kleiner Teddy oder andere Trostspender – Legen Sie aber nicht zu viele davon ins Bettchen, sonst wird es Ihrem Baby zu warm.
- √ Wickelauflage – oder ein dickes Handtuch
- √ Babywanne – oder eine große Schüssel
- √ Wickeltasche – oder ein kleiner Rucksack

Erst den Arzt fragen:

- √ Babykopfkissen – Manche Babys neigen dazu, den Kopf immer auf dieselbe Seite zu legen, sodass diese abflacht. Spezielle Babykopfkissen können dies verhindern. Sie sollten jedoch zuerst den Arzt oder die Hebamme fragen, ob Ihr Baby ein solches Kissen wirklich nötig hat.

Was Sie nicht brauchen:

- × Babynester, Schaffelle oder Wärmflaschen – Sie können zur Überhitzung führen.
- × Zuckerlösung – Zu Hause sollte sie nicht verwendet werden, weil sie die bald durchbrechenden Zähnchen schädigen kann.

Windeln Im Handel gibt es auch kleine Windeln, falls Ihrem Baby normale Größen noch nicht passen.

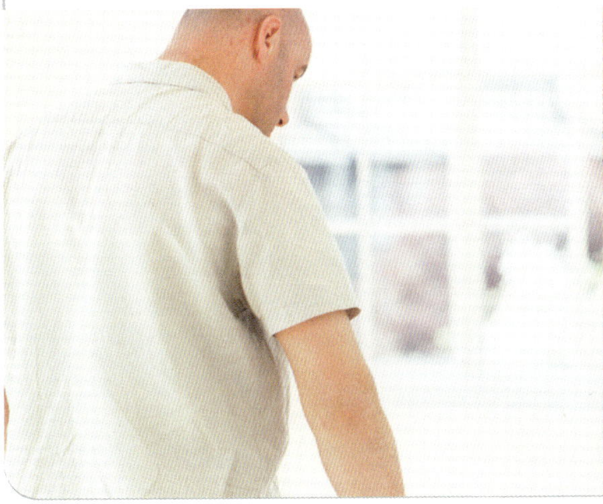

Babykorb Die Matratze für Korb oder Wiege sollte die entsprechende Größe und Form haben.

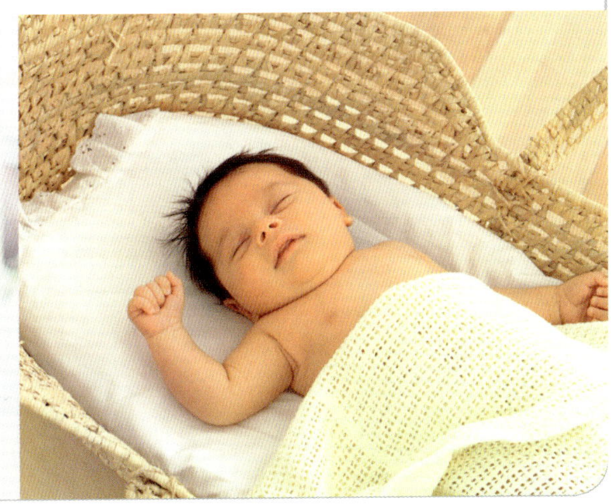

Häusliche Sauerstoffversorgung

Manchmal darf ein Baby schon nach Hause, obwohl es noch etwas zusätzlichen Sauerstoff braucht. Wenn dies bei Ihrem Baby der Fall ist, erhalten Sie von der Klinik die entsprechende Ausrüstung, Unterweisung und Hilfe.

Der häufigste Grund, warum ein Baby noch Sauerstoff braucht, obwohl es ansonsten bereits völlig gesund ist, liegt in einer Schädigung der Lunge durch künstliche Beatmung oder in einer anderen Atemwegserkrankung (siehe bronchopulmonale Dysplasie, Seite 78).

Wie lange wird Sauerstoff benötigt?

Das Baby benötigt ihn so lange, bis seine Lungen voll ausgereift bzw. abgeheilt sind. Dies kann ein paar Monate dauern, in seltenen Fällen sogar ein paar Jahre. Im ersten Moment klingt das zwar erschreckend, aber Eltern gewöhnen sich sehr schnell an den Umgang mit dem Sauerstoff, sodass er bald zum Alltag gehört. Wenn Ihr Baby Sauerstoff braucht, wird die Klinik sich um die entsprechende Ausrüstung kümmern. Keine Sorge, das Personal wird Ihnen nicht vorschlagen, das Baby mit nach Hause zu nehmen und es dort mit Sauerstoff zu versorgen, wenn es nicht den Eindruck hat, dass Sie in der Lage sind, diese Aufgabe zu bewältigen.

Oft erhalten Sie kleine Sauerstoffflaschen, die in einen Rucksack passen und die Sie selbst zu Hause nachfüllen können (Flüssig-Sauerstoff). Sie können also mit Ihrem Baby die Wohnung verlassen, auch wenn es noch zusätzlichen Sauerstoff braucht.

Mobil mit Sauerstoff Auch wenn das Baby Sauerstoff braucht, können Sie überall mit ihm hingehen, denn die leichten Sauerstoffflaschen passen in einen Rucksack.

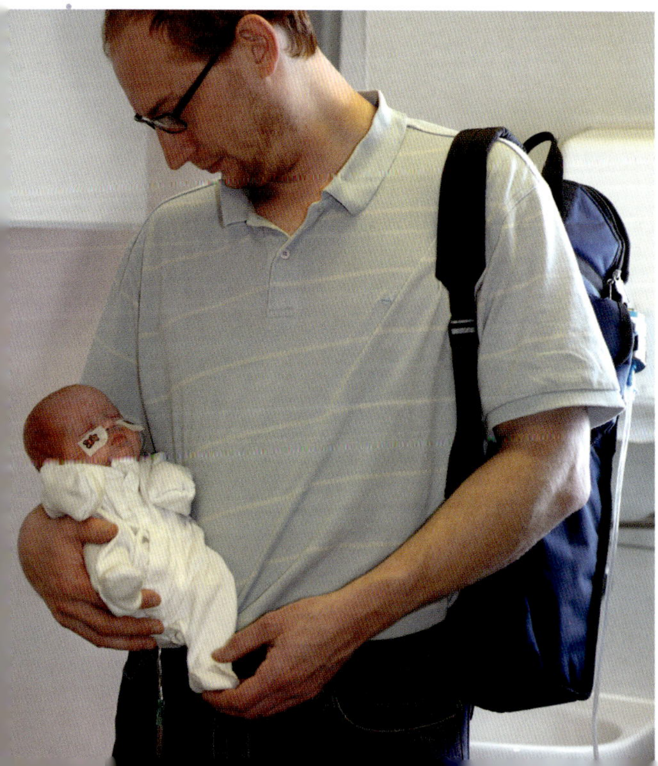

So funktioniert's Für die Sauerstoffversorgung zu Hause stehen zwei Möglichkeiten zur Verfügung. Normalerweise wird Flüssig-Sauerstoff, der in leichte Flaschen umgefüllt werden kann, über einen feinen Schlauch direkt in die Nase geleitet. Dank der langen Schläuche können Sie sich mit dem Baby frei bewegen. Diese Methode eignet sich für Babys, die bis zu zwölf Stunden pro Tag mit Unterbrechungen immer wieder Sauerstoff benötigen. Für Babys mit höherem Bedarf eignet sich besser ein Gerät, das Sauerstoff aus der Raumluft gewinnt. Dieser sogenannte Konzentrator liefert permanent Sauerstoff, ohne dass Flaschen ausgetauscht oder nachgefüllt werden müssen. Auch hier wird der Sauerstoff über feine Schläuche in die Nase Ihres Babys geleitet. Da das Gerät nicht tragbar ist, können Sie in der Regel auf die handlichen Flaschen umsteigen, wenn Sie mit Ihrem Baby ausgehen wollen.

Verleih Der Verleih und das Einstellen der Sauerstoffgeräte wird in den meisten Fällen von der Klinik aus geregelt. Oft arbeitet diese mit bestimmten Firmen zusammen, die den Sauerstoff direkt an Sie nach Hause liefern. Zu Hause kümmert sich ein ambulanter Kinderkrankenpflegedienst (oder, in bestimmten Fällen, ein interdisziplinäres Nachsorgeteam) zusammen mit Ihnen um die Versorgung Ihres Babys. Dazu benötigen Sie eine Verschreibung vom behandelnden Klinikarzt oder vom Kinderarzt.

Sie brauchen sich also keine Sorgen zu machen, man wird Sie mit dem Sauerstoffgerät nicht alleine lassen, sondern sicherstellen, dass Sie genau wissen, wie Sie damit umgehen müssen. Sie bekommen auch erklärt, was Sie in einem Notfall tun müssen.

Sicherheit Außerdem werden Sie über die potenziellen Gefahren beim Umgang mit Sauerstoff aufgeklärt. Sauerstoff ist ein hochentzündliches Gas. Ihr Baby oder die Sauerstoff-Ausrüstung dürfen niemals in die Nähe von offenen Flammen kommen. Auch zu Heizkörpern, Heizlüftern und Radiatoren sollte ein Sicherheitsabstand von mindestens 1,5 m eingehalten werden. Im Haus darf nicht geraucht werden.

Überwachung Wenn Ihr Baby nach Hause entlassen wird, benötigen Sie normalerweise keinen Monitor zur Überwachung der Sauerstoffsättigung. Meist schwanken die Werte auf und ab, was bei einer Monitorüberwachung immer mal wieder den Alarm auslösen und für Aufregung sorgen könnte. Wenn Sie also Ihr Baby zu Hause mit Sauerstoff versorgen, ist es sinnvoller, sich durch einen Blick davon zu überzeugen, dass es ihm gut geht, anstatt sich auf Maschinen zu verlassen. Eltern gewöhnen sich in aller Regel ziemlich schnell daran, ohne Monitor klarzukommen.

Wenn Ihre Klinik Rooming-in anbietet, können Sie sich dort ein paar Nächte lang daran gewöhnen, ohne Monitor auszukommen, bevor Sie mit Ihrem Baby nach Hause gehen.

Unterstützung Wenn Sie Ihr Baby zu Hause mit Sauerstoff versorgen, werden Sie eine enge Beziehung zu der Person vom Pflegedienst aufbauen, die regelmäßig zu Ihnen kommt, um die Sauerstoffmenge dem Bedarf Ihres Babys anzupassen. Normalerweise erhalten Sie Hausbesuche, so lange Ihr Baby den Sauerstoff benötigt. In besonders langwierigen Fällen können individuelle Absprachen getroffen werden.

Umstellen Wenn Arzt und Pflegeteam denken, dass Ihr Baby keinen Sauerstoff mehr benötigt, erhalten Sie eine Nacht lang einen Monitor, der die Sauerstoffsättigung im Blut des Babys aufzeichnet. Diese Informationen werden auf einen Computer übertragen und man erfährt, ob der Sauerstoff reduziert oder ganz weggelassen werden kann. Das Personal wird dann mit Ihnen die Umstellung auf normale Atemluft besprechen.

Das Umstellen von Sauerstoff auf normale Atemluft kann ein langsamer Prozess sein, der sich über mehrere Monate hinzieht, oder sich innerhalb weniger Tage abspielen kann, je nachdem, wie Ihr Baby darauf reagiert.

» Wo er war, war auch der Sauerstoff. Überall im Haus und im Auto waren Schläuche. Ich hatte keinen Monitor und kannte seine Werte nicht. Ich war ständig in Sorge. «

Sara, Mutter von Lina und Max

Schlafen

Eltern sorgen sich oft um den Schlaf ihres Babys. Ein fester Tagesablauf hilft ihm, zwischen Tag und Nacht zu unterscheiden. Wenn die Wiege im Elternschlafzimmer steht, haben Sie immer ein Auge auf Ihr Kind.

Machen Sie Ihr Baby mit dem Tag- und Nacht-Rhythmus vertraut, indem Sie ihm Nachtzeug anziehen und den Raum nachts dunkler und ruhiger halten. Viele Babys mögen es allerdings zunächst nicht, wenn es nachts dunkel und ruhig wird. Sie sind von der Klinik her gewöhnt, dass dort ständig Betrieb herrscht. Vermutlich wird Ihr Baby daher tagsüber im größten Trubel friedlich schlummern und nachts eher munter sein.

Wo soll das Baby schlafen? In den ersten sechs Monaten sollte Ihr Baby im selben Raum wie Sie schlafen. Sie können sein Bettchen direkt neben Ihres stellen. Die meisten Babys fühlen sich jedoch in geräumigen Betten nicht wohl, denn sie sind die kleinen Inkubatoren oder Bettchen der Klinik gewohnt. Eine Möglichkeit ist es, den Tragekorb ins Babybett zu stellen und das Baby darin schlafen zu lassen, bis es etwas älter geworden ist.

Rückenlage Legen Sie Ihr Baby immer auf dem Rücken schlafen. Seine Füße sollten am Fußende liegen, sodass es nicht nach unten und damit unter die Decke rutschen kann.

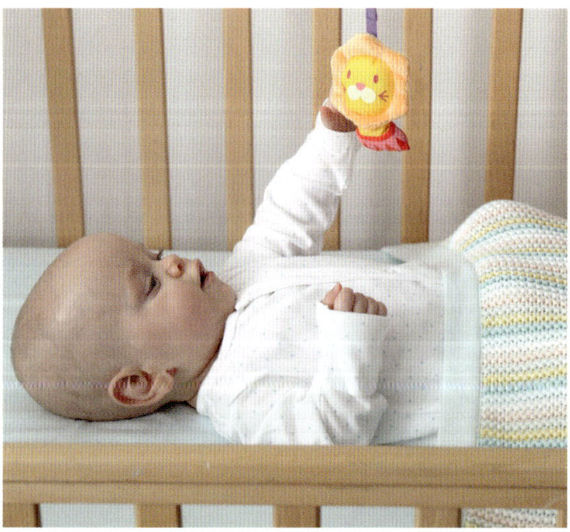

Wie warm sollte es sein? Viele Eltern machen sich Gedanken wegen der Raumtemperatur, wenn das Baby von der Klinik nach Hause kommt. Vor allem auf der Intensivstation war es ja sehr warm. Die empfohlene Zimmertemperatur für ein Baby zu Hause ist jedoch niedriger, als das Baby es aus dem Krankenhaus gewohnt ist.

Normalerweise sollte die Zimmertemperatur zwischen 16 °C und 20 °C liegen, bei sehr kleinen Frühgeborenen wohl eher am wärmeren Ende der empfohlenen Skala. Als Faustregel gilt, dass Sie selbst sich bei der Zimmertemperatur wohlfühlen müssen, dann genügt für das Baby wahrscheinlich eine zusätzliche Decke. Wenn Sie bei aufgedrehter Heizung im Bett schwitzen, wird es Ihrem Baby vermutlich genauso gehen.

Überhitzen ist für Frühgeborene ebenso ein Problem wie für termingerecht geborene Babys. Bauen Sie ihm kein Nestchen, so wie in der Klinik. Es wird ihm mit Sicherheit zu warm werden. Manche Babys sind daran gewöhnt, gepuckt zu werden, und können nur so ruhig schlafen. Verwenden Sie in diesem Fall nur ein Laken, keine Decke. Schlafsäcke für Babys können hilfreich sein, da sie die richtige Anzahl an Lagen besitzen und Sie sich keine Sorgen machen müssen, dass das Baby seine Bettdecke wegstrampelt. Der Schlafsack sollte aber unbedingt die richtige Größe haben, damit es nicht hineinrutschen und überhitzen kann.

Überwachung der Atmung Alle frisch gebackenen Eltern fühlen sich unsicher, wenn sie ihr Baby von der Klinik nach Hause bringen. Umso mehr trifft dies zu, wenn es vorher auf der Frühgeborenenstation lag. Die Angst ist groß, dass das Baby aufhört zu atmen (Apnoe) oder am plötzlichen Kindstod (Krippentod, SIDS) stirbt.

Falls nötig, erhalten Sie einen sogenannten Apnoe-Monitor, der Sie warnt, wenn das Baby aufhört zu atmen. Manche Eltern, deren Babys längere Zeit auf der Frühgeborenenstation lagen, bestehen darauf, einen Monitor zu bekommen, auch wenn der Arzt dies nicht für nötig hält. Meistens ist er jedoch nicht lange in Gebrauch.

Sie können jedoch auch selbst einiges dafür tun, um die Gefahr des plötzlichen Kindstods einzugrenzen (siehe unten). Je nach Gesundheitszustand des Babys kann das Risiko dafür erhöht sein. Darüber wird Sie der Arzt auf der Frühgeborenenstation genau informieren und alle nötigen Maßnahmen mit Ihnen besprechen. Man wird Sie mit Ihrer Angst nicht alleinlassen, sondern alles dafür tun, um eine drohende Gefahr abzuwenden.

Geräuschvolle Atmung Frühgeborene Babys atmen häufig sehr geräuschvoll. Ganz typisch ist eine Art brummendes, quietschendes Ächzen. Auf der Frühgeborenenstation wurden diese Atemgeräusche vielleicht von anderen Geräuschen überdeckt. Aber nicht selten geraten Eltern in Panik, wenn Sie nachts zum ersten Mal mitbekommen, wie erschreckend sich die Atmung ihres Kindes anhört. Bitte machen Sie sich deswegen keine Sorgen. Mit Ihrem Baby ist alles in Ordnung. Wenn es größer wird, hören diese Geräusche von selbst auf.

WICHTIG ZU WISSEN

Plötzlicher Kindstod

Sie können als Eltern einiges dafür tun, um das Risiko des plötzlichen Kindstods, auch Krippentod oder SIDS (Sudden Infant Death Syndrome) genannt, zu vermeiden:

- Stellen Sie das Babybett neben Ihr eigenes Bett, aber lassen Sie Ihr Baby nicht in Ihrem Bett schlafen. Bei Frühgeborenen oder SGA-Babys ist das zu riskant.
- Lassen Sie das Baby nachts und tagsüber nur auf dem Rücken schlafen.
- Die Füße des Babys sollten am Fußende ruhen, damit es nicht im Schlaf nach unten und damit unter die Decke rutschen und überhitzen kann.
- Verwenden Sie eine feste Matratze und verzichten Sie auf bauschige Kissen oder Decken im Babybett.
- Lassen Sie das Baby nicht zu warm werden. Kühle Hände oder Füße schaden ihm nicht. Bei heißem, verschwitztem Bauch oder Nacken sollten Sie eine dünnere Zudecke wählen. Nehmen Sie ihm Mütze und Jacke ab, wenn Sie von draußen nach drinnen kommen.
- Wenn das Baby älter ist und Sie es mit in Ihr Bett nehmen wollen, sollten Sie das nur tun, wenn Sie und Ihr Partner nicht rauchen und nichts getrunken oder eingenommen haben, was Sie müde oder benommen macht.
- Schlafen Sie nicht mit Ihrem Baby auf dem Sofa oder in einem Sessel ein.
- Lassen Sie Ihr Baby niemals alleine im Auto liegen.
- Halten Sie Ihr Baby fern von verrauchten Orten und lassen Sie niemanden in seiner Umgebung rauchen.
- Gehen Sie sofort zum Arzt, wenn Sie den Eindruck haben, dass sich das Baby nicht wohlfühlt.

Füttern

Im ersten Lebensjahr steht Milch im Ernährungsplan Ihres Babys an erster Stelle. Egal ob Sie es stillen oder ihm Formulamilch in Flaschen geben, es wird dadurch die Nährstoffe erhalten, die es für ein gesundes Wachstum braucht.

In den meisten Fällen können Babys, die aus der Klinik entlassen werden, bereits an der Brust oder aus der Flasche trinken. Wenn Ihr Baby noch eine Magensonde tragen muss, werden Sie in der Klinik über den Umgang damit aufgeklärt.

Sie müssen Ihr Baby nicht aufrecht füttern oder in bestimmten Positionen aufstoßen lassen, sofern Sie nicht von der Klinik entsprechende Anweisungen erhalten haben.

Wie oft? Babys, die längere Zeit in der Klinik verbringen müssen, gewöhnen sich dort an einen festen Tagesablauf. Das bedeutet in der Regel, dass sie auch zu Hause alle drei bis vier Stunden gefüttert werden möchten und regelmäßige Schlafenszeiten einhalten. Je länger das Baby in der Klinik war, desto stärker ist es wahrscheinlich an feste Schlafens- und Essenszeiten gewöhnt. Allerdings ist es auch nicht ungewöhnlich, dass Babys ihren Tagesrhythmus wieder aufgeben.

Für viele Frühgeborene ist auch das Füttern zu Hause noch anstrengend. Dann können sie kürzer, dafür aber etwas häufiger gefüttert werden. Achten Sie auf ausreichende Ruhepausen zwischendurch.

Wie viel? Ein Neugeborenes benötigt durchschnittlich am Tag rund 150 ml pro kg Körpergewicht. Wenn Sie Ihr Baby mit der Flasche nach Bedarf füttern, sollten Sie am Ende des Tages zusammenzählen, wie viel Sie ihm gegeben haben. Erbricht Ihr Baby ständig bei täglich 200 ml Nahrung pro kg Köpergewicht, füttern Sie ihm vermutlich zu viel! Erbricht es jedoch bei täglich 120 ml pro kg Körpergewicht und mag nicht richtig gedeihen, kann eine Erkrankung dahinterstecken. Sie sollten in diesem Fall unbedingt den Kinderarzt oder Ihre Hebamme informieren.

Milch enthält all die Flüssigkeit, die Ihr Baby braucht. Sie müssen ihm also nicht noch zusätzlich Wasser oder Tee geben. Ihrem Baby geht es gut, wenn es in vernünftigem Maße an Gewicht zunimmt, ausreichend lange saugt, mehrmals am Tag nasse Windeln hat, agil ist und gesund aussieht.

ZWILLINGE UND DRILLINGE

Mehrfachfütterung

Wenn Sie Ihre Mehrlinge stillen, können Sie immer zwei gleichzeitig anlegen und dadurch Zeit sparen. Oder Sie legen immer abwechselnd ein Baby an und füttern die anderen mit der Flasche.

Wenn alle Babys denselben Schlaf- und Essensrhythmus haben, kann das Ihr Leben extrem erleichtern, vor allem, wenn Sie das eine Baby füttern und Ihr Partner das andere. Allerdings ist es wahrscheinlicher, dass die Babys zu unterschiedlichen Zeiten hungrig und müde werden. Kümmern Sie sich also rechtzeitig um Hilfe. Pumpen Sie wenn möglich Ihre Milch ab und frieren Sie sie auf Vorrat ein.

Zeit für Zwei Wollen Sie Ihre Zwillinge gleichzeitig füttern, halten Sie am besten jedes unter einem Arm. Ein Stillkissen hilft bei der richtigen Position.

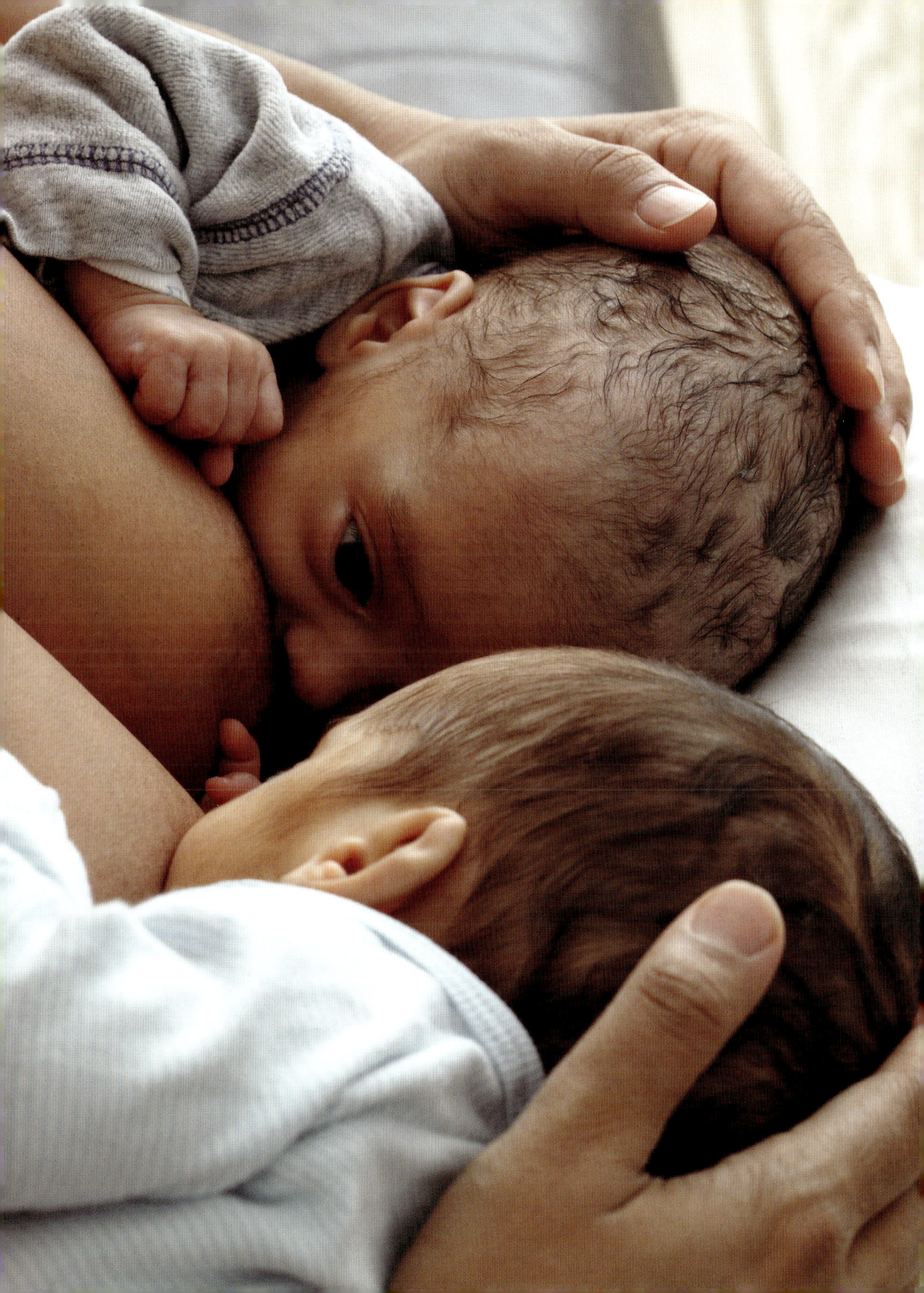

Welche Milch ist die richtige? Mütter sollten, wenn möglich, stillen. In manchen Fällen ist es jedoch hilfreich, dem Baby zusätzlich spezielle Formulamilch zuzufüttern, damit es an Gewicht zulegt. Solche Formulamilch versorgt Ihr Baby mit ähnlichen Nährstoffen wie Muttermilch. Falls Sie stillen und sehr erschöpft sind, wenn das Baby nach Hause kommt, nimmt diese Möglichkeit etwas Druck von Ihnen.

» Elias hatte schlimmen Reflux. Er übergab sich schwallartig nach jeder Mahlzeit. Es wurde erst besser, als wir auf feste Nahrung umstellten. «

Claudia, Mutter von Elias

Es schadet dem Baby nicht, wenn Sie ihm gelegentlich Formulamilch geben. Auch wenn Sie Ihre Milch für eine Sondenernährung abpumpen, ist es absolut akzeptabel, zwischendurch Formulamilch zu füttern. Viele Mütter von Frühgeborenen pumpen ihre Milch zunächst ab und geben dann, sobald es möglich ist, selbst die Brust. Doch das Stillen gelingt nicht immer. In solchen Fällen oder wenn Ihr Baby sehr früh geboren wurde und sie monatelang abgepumpt haben, aber jetzt damit aufhören möchten, sollten Sie sich darüber keine Gedanken machen. Ihr Baby erhält auch mit Formulamilch für Frühgeborene all die Nährstoffe, die es braucht, um gut zu wachsen und zu gedeihen.

Rund einen Monat nach dem errechneten Geburtstermin ist Ihr Frühgeborenes vermutlich so weit, dass es auch Formulamilch für ganz normale Neugeborene verträgt. Bevor Sie Ihr Baby umstellen, sollten Sie jedoch Rücksprache mit dem Kinderarzt oder der Hebamme halten. Sie prüfen Wachstum und Gewicht des Babys und werden Ihnen je nach Zustand des Kindes zu- oder abraten.

Beim Zubereiten der Formulamilch müssen Sie sich genau an die Anweisungen auf der Packung halten und immer die richtige Menge Milchpulver in die Flasche geben. Die Formulamilch für Frühgeborene in der Klinik ist oft schon fertig gemischt, doch man wird Ihnen dort zeigen, wie Sie die Mischung auch selbst anrühren können.

Hat Ihr Baby bisher nur Muttermilch bekommen, werden Sie vielleicht feststellen, dass es die Formulamilch nicht genauso gut verträgt. Manchmal führt das zu Reflux (der Mageninhalt läuft zurück in die Speiseröhre). Auch Verstopfung kommt vor. Oft ist es aber auch einfach nur so, dass verschiedene Milcharten Stuhl von unterschiedlicher Konsistenz produzieren. Kein Grund zur Sorge also. In Zweifelsfällen fragen Sie den Kinderarzt um Rat.

TIPPS

Hilfe bei Reflux

- Halten Sie das Baby beim Füttern aufrecht.
- Erhöhen Sie das Kopfende des Babybettchens, indem Sie ein zusammengerolltes Handtuch unter die Matratze schieben. Verwenden Sie keinesfalls ein Kopfkissen, um den Kopf des Babys höher zu lagern.
- Füttern Sie weniger und dafür öfter.
- Medikamente gegen Reflux werden kurz vor dem Essen verabreicht. Bereiten Sie alles vor, damit Sie sie Ihrem Baby gleich nach dem Aufwachen geben können. Wenn es dann hungrig wird, können Sie gleich mit dem Füttern beginnen und müssen nicht versuchen, einem vor Hunger schreienden Baby Medizin einzuflößen.

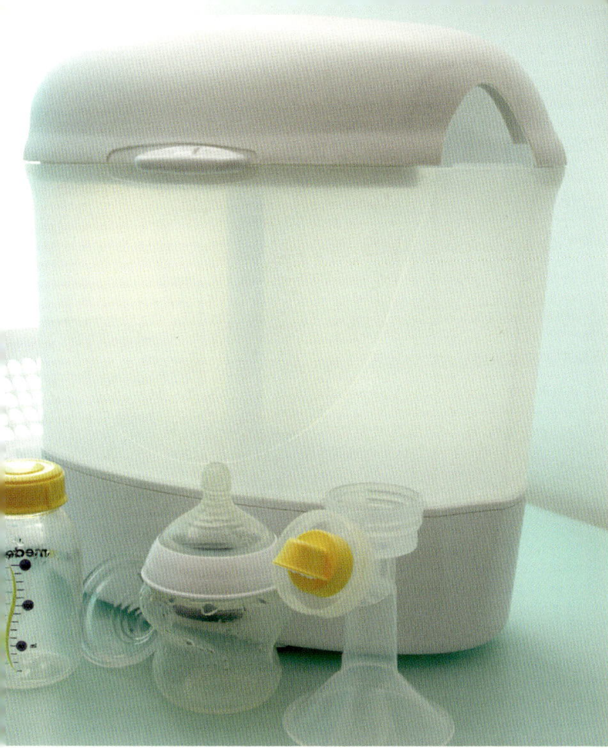

Sterilisieren Das Sterilisieren der Flaschen und Sauger in den ersten Lebensmonaten reduziert das Infektionsrisiko. Entfernen Sie aber vorher alle Milchreste.

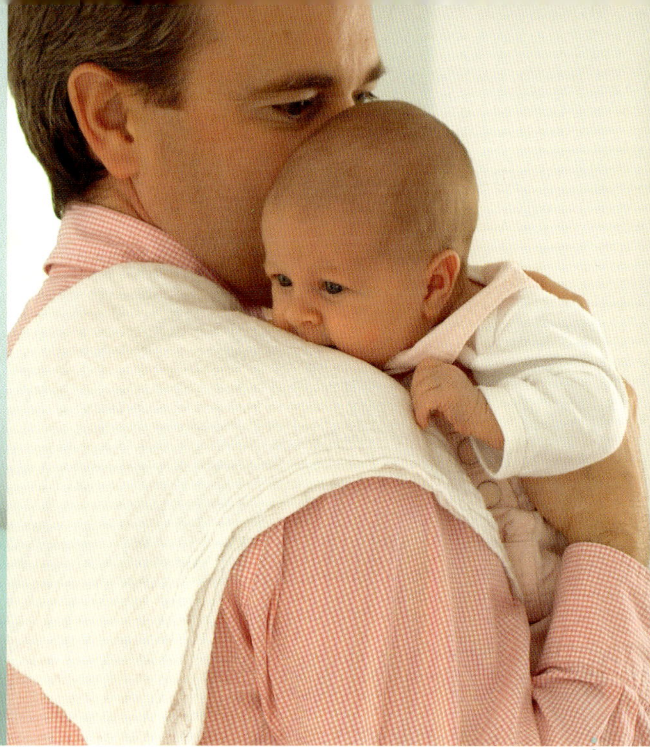

Hilfe bei Reflux In vielen Fällen hilft es schon, das Baby aufrecht zu halten. Medikamente sind nur nötig, wenn wirklich schwere Symptome auftreten.

Welche Flaschen soll ich verwenden?

Nehmen Sie die Flaschen, die Ihnen am besten gefallen. Wichtig ist nur, dass Sie dazu spezielle, weiche Sauger für Frühgeborene verwenden.

Wenn Ihr Baby irgendwann keine Flasche mehr braucht, haben Sie vermutlich alle Arten von Flaschen und Saugern durchprobiert, denn was in einem Monat geeignet ist, passt vielleicht schon im nächsten nicht mehr optimal.

Es ist sehr wichtig, dass Sie Flaschen und Sauger sorgfältig in heißem Spülwasser säubern und danach gut mit klarem Wasser ausspülen. Mit einer Flaschenbürste lassen sich alle Milchreste entfernen. In den ersten Monaten sollten Sie Flaschen und Sauger danach unbedingt sterilisieren, denn Ihr Baby ist noch sehr anfällig für Infektionen. Dafür steht Ihnen eine große Auswahl an Geräten und Methoden zur Verfügung. Sie können es mit Dampf, in der Mikrowelle oder mit speziellen Chemikalien in kaltem Wasser versuchen. Oder Sie kochen Flaschen und Sauger mindestens zehn Minuten lang in sprudelndem Wasser auf dem Herd, wobei aber alle Gegenstände komplett von Wasser bedeckt sein müssen.

Reflux Refluxösophagitis kommt bei Frühgeborenen häufig vor. Dabei funktioniert der Schließmuskel am oberen Bereich des Magens noch nicht richtig, sodass immer wieder Milch zurück in die Speiseröhre fließt. Da sie teilweise schon verdaut ist, enthält sie Magensäure, die eine Entzündung der Speiseröhre auslösen kann.

Symptome für Reflux sind starkes Erbrechen, Weinen nach dem Füttern und akuter Husten. Im Kasten auf der linken Seite finden Sie hilfreiche Tipps zur Linderung der Beschwerden. Machen Sie sich nicht zu viele Sorgen, Reflux ist behandelbar und verschwindet bald von selbst.

Medikamente

In der Klinik hat sich das Personal um die Medikamente Ihres Babys gekümmert. Zu Hause sind Sie für die korrekte Dosierung und Verabreichung seiner Medizin verantwortlich.

Vor der Entlassung aus der Klinik wird man Ihnen genau erklären, welche Art von Medikamenten Ihr Baby benötigt und wann und wie sie ihm zu verabreichen sind. Fragen Sie ruhig nach, wenn Sie etwas noch nicht genau verstanden haben.

Frühgeborene werden oft mit vielen verschiedenen Medikamenten aus der Klinik entlassen, die sie zu unterschiedlichen Tageszeiten erhalten sollen.

Arten von Medikamenten Viele Frühgeborene leiden an Reflux und werden mit entsprechenden Medikamenten aus der Klinik entlassen. Dazu gehören neben Antazida auch solche, die die Produktion der Magensäure hemmen oder die dafür sorgen, dass die Milch den Magen schneller passiert, sodass nicht mehr so viel in die Speiseröhre zurückfließen kann. Reflux-Medikamente müssen drei- bis viermal täglich verabreicht werden. Mehr über Reflux und Tipps zur Linderung der Beschwerden finden Sie auf den Seiten 96–97.

Babys mit bronchopulmonaler Dysplasie oder Herzproblemen werden mit Diuretika aus der Klinik entlassen, die den Nieren dabei helfen sollen, überschüssiges Wasser aus dem Körper auszuscheiden.

Manchmal werden Babys auch Nasen- oder Augentropfen verschrieben.

» In den ersten Tagen kämpfte ich mit dem Timing. Dann machte ich einen Plan, in den ich alles eintrug. «

Laura, Mutter von Noah

Kontrolle Organisieren Sie die Medikation so übersichtlich wie möglich. Bewahren Sie die Medikamente immer am selben Ort auf und notieren Sie, wie viel noch übrig ist.

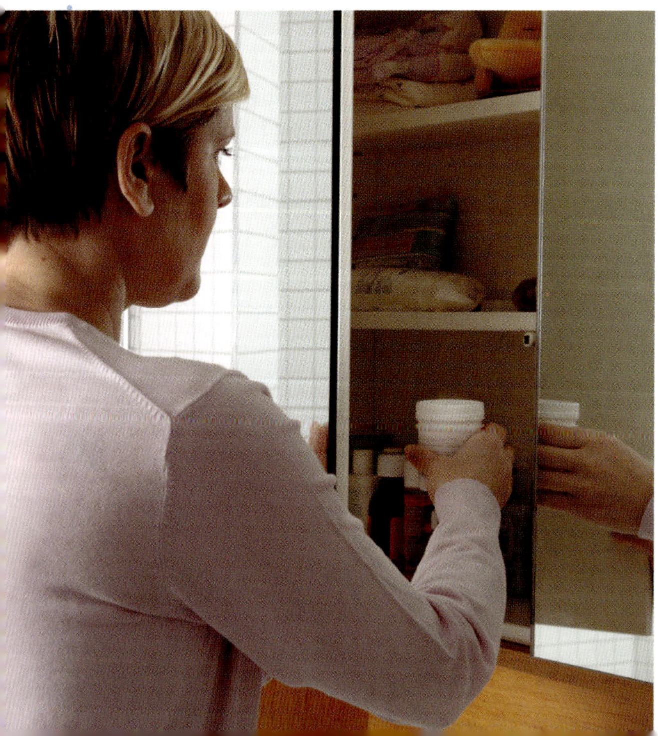

Das Verabreichen der Medizin Einem kleinen Baby Medizin einzuflößen, gestaltet sich oft nicht ganz einfach. Hier einige Tipps:

Orale Gabe Vermutlich ist die Medizin Ihres Babys flüssig, sodass Sie sie ihm mit einer Pipette oder einer speziell dafür geeigneten Spritze (natürlich ohne Nadel!) verabreichen können:

- Ziehen Sie so viel Medizin auf, wie für eine Gabe benötigt wird. Wenn Sie das schon im Vorfeld erledigt haben, nehmen Sie sich dadurch vielleicht selbst ein bisschen von der Aufregung, wenn es an die Verabreichung geht.

- Halten Sie das Baby sicher, aber bequem, damit es ruhig und entspannt bleibt (und Sie natürlich auch).
- Schieben Sie Ihrem Baby die Spitze der Pipette oder Spritze in den Mundwinkel und ermuntern Sie es, daran zu saugen, während Sie langsam die Medizin hineinträufeln.
- Zielen Sie auf die Innenseite seiner Wange, nicht hinten auf den Schlund, damit es sich nicht verschluckt.
- Alternativ können Sie dem Baby einen Flaschensauger zum Nuckeln geben und die Medizin dort hineintropfen.
- Wenn Sie Probleme mit der Medikation haben oder es Ihrem Baby nicht gut geht, sollten Sie dem Baby nicht eigenmächtig Medikamente verabreichen, sondern den Kinderarzt aufsuchen.

Augen- oder Nasentropfen Diese lassen sich leichter verabreichen, wenn Sie jemanden haben, der Ihnen hilft. Wenn Sie Augentropfen geben müssen, wickeln Sie Ihr Baby in ein Tuch ein, damit es nicht mit den Armen rudern kann, und legen es auf Ihren Schoß. Halten Sie seinen Kopf fest und ziehen Sie das Unterlid etwas herab. Platzieren Sie einen Tropfen in das Unterlid. Wiederholen Sie den Vorgang, falls Sie denken, der Tropfen ging daneben.

Nasentropfen werden auf dieselbe Weise verabreicht, nur dass Sie den Kopf Ihres Babys ganz vorsichtig zurückbiegen und einen Tropfen in jedes Nasenloch geben.

TIPPS

Den Überblick behalten

- Legen Sie einen Plan an, mit einem Kästchen für jede Dosis, die Ihr Baby an einem Tag bekommt. Haken Sie das Kästchen ab, nachdem Sie die Dosis gegeben haben.
- Bereiten Sie die Medizin schon vor, damit Sie das nicht tun müssen, während das Baby schon hungrig nach Nahrung schreit.
- Geben Sie nach Möglichkeit nachts keine Medikamente. Wenn Sie die erste Dosis um 6 Uhr morgens und die letzte vor 22 Uhr abends geben, kann sich das Baby weiterhin daran gewöhnen, dass nachts nicht viel los ist.

Vitamine und Mineralien Der Formulamilch für Frühgeborene sind normalerweise alle notwendigen Vitamine, Mineralstoffe und auch Folsäure in ausreichender Menge beigemischt. Wenn Sie stillen, kann es sein, dass Ihr Baby in der Klinik diese Stoffe zusätzlich erhält. Nach Ihrer Heimkehr aus der Klinik und vor allem, wenn Sie auf normale Formulamilch umstellen, sollten Sie mit dem Kinderarzt besprechen, ob Ihr Baby eine Nahrungsergänzung benötigt, und wenn ja, welche.

Manchmal werden sehr früh geborenen Babys auch Phosphate zur Nahrungsergänzung verabreicht, die für ein gesundes Knochenwachstum sorgen sollen.

» Ich fürchtete mich, weil es so viele Medikamente waren und sie in der Klinik immer vom Personal gegeben wurden. Jetzt musste ich alles selbst machen. «

Sara, Mutter von Lina und Max

Tägliche Pflege

Die Pflege Ihres Babys zu Hause unterscheidet sich nicht von der in der Klinik, also haben Sie darin schon reichlich Übung. Sie werden bald herausfinden, welche Windeln am besten sind und wie Ihrem Baby das Baden Spaß macht.

Wenn Ihr Baby gesund genug ist, um aus der Klinik entlassen zu werden, ist es auch robust genug, um genauso gepflegt zu werden wie jedes andere Baby. Vielleicht haben Sie aber auch spezielle Pflegeanweisungen erhalten, weil Ihr Baby beispielsweise noch Sauerstoff braucht oder eine Magensonde trägt.

Sicherlich haben Sie schon in der Klinik gelernt, wie Sie Ihr Baby wickeln, baden und anziehen müssen. Deshalb ist die häusliche Pflege für Sie nicht mehr eine derartige Herausforderung wie für Eltern von termingerecht geborenen Babys, die sofort nach der Geburt nach Hause gehen.

Pflege für Zwei Baden und wickeln Sie immer nur einen Zwilling, aber behalten Sie den anderen in der Nähe, wenn niemand da ist, der Ihnen helfen kann.

Windeln Anstelle von sterilem Wasser können Sie jetzt Babytücher zum Säubern des Babypos benutzen. Abgekochtes, abgekühltes Wasser ist aber auch okay. Verwenden Sie die Windeln, die Ihnen für Ihr Baby am passendsten erscheinen.

In vielen Drogerien und Supermärkten gibt es Wegwerfwindeln von unterschiedlichsten Herstellern in kleinen Größen, die auch Frühgeborenen passen.

Wenn Sie Mehrwegwindeln bevorzugen, können Sie Stoffwindeln für Babys ab etwa 2,5 kg ausprobieren. Manche bestehen aus einer Art Höschen mit speziellen Einlagen, andere werden als Komplettwindel angeboten. Wenn die Stoffwindeln keine wasserdichte Außenseite haben, benötigen Sie in jedem Fall noch ein Überhöschen als Nässeschutz.

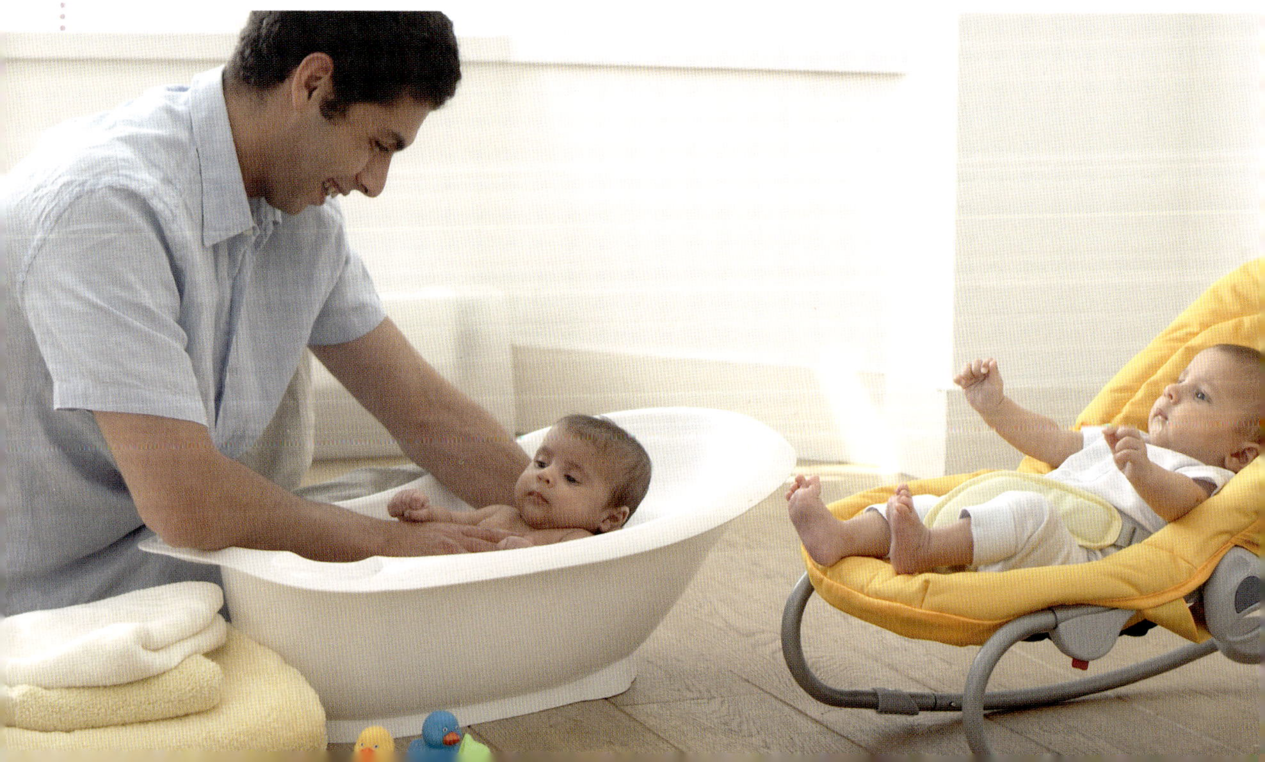

Das Baby waschen Ein Baby muss nicht täglich gebadet werden. Zwischendurch reicht es auch, sein Gesicht, die Hände und den Windelbereich zu säubern. Reinigen Sie in den ersten Wochen die Augen mit einem neuen Mulltuch oder Watte und abgekochtem, abgekühltem Wasser. Auch für alles andere benötigen Sie weder Seife noch Badezusätze, aber wenn Sie nicht darauf verzichten möchten, verwenden Sie nur spezielle Babyprodukte, die die Haut nicht reizen.

Babymassage Sie ist ein schöner Weg, um Nähe herzustellen und mit dem Baby zu kommunizieren. Außerdem wirkt sie auf das Baby beruhigend und schlaffördernd.

Wählen Sie dafür einen Moment, in dem Ihr Baby ruhig und entspannt ist. Im Zimmer sollte es nicht zu kühl sein. Legen Sie Ihr Baby auf dem Rücken auf eine weiche Unterlage, auf die sie ein Mulltuch oder ein Handtuch ausgebreitet haben. Lassen Sie es angezogen, wenn es sich nackt nicht wohlfühlt. Massageöl ist nicht nötig, aber wenn Sie welches verwenden möchten, dürfen es keine Aroma- oder Nussöle sein. Bio-Sonnenblumenöl ist eine gute Option.

Für die erste Massage reichen einige wenige Minuten. Massieren Sie Arme und Beine, von den Schultern abwärts zu den Händen und von den Oberschenkeln zu den Füßen. Reiben Sie seinen Bauch vom Nabel nach außen sanft im Uhrzeigersinn. Setzen Sie am Kopf und im Gesicht leichte Streichbewegungen ein, aber sparen Sie die Fontanelle aus. Die Brust streichen Sie sanft von oben nach unten aus. Drehen Sie das Baby dann auf den Bauch und streichen Sie von oben nach unten über seinen Rücken.

Wirkt Ihr Baby unglücklich, hören Sie sofort auf. Es zeigt Ihnen, wenn es genug hat, indem es den Kopf wegdreht, die Augen zukneift, wimmert oder weint.

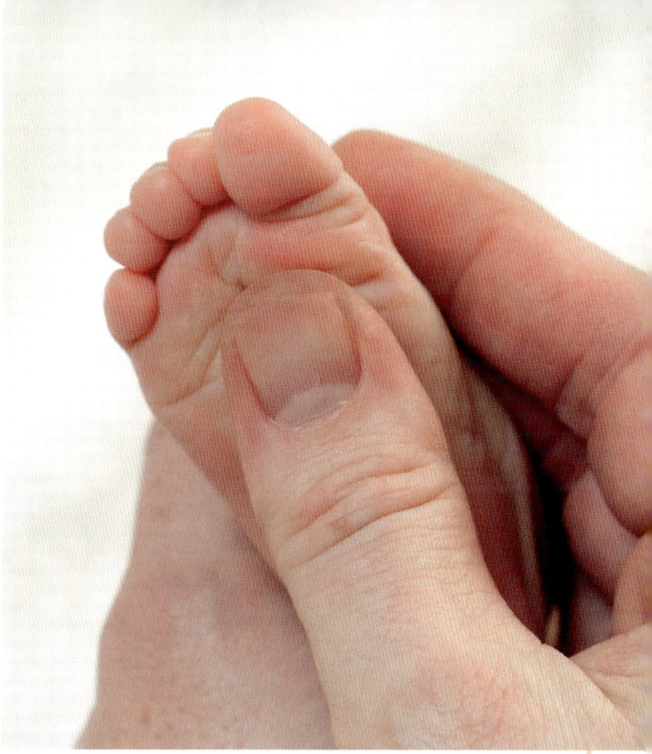

Beruhigende Berührung Viele Babys lassen sich gern massieren. So können Sie auf angenehme und entspannte Weise eine Bindung zum Baby herstellen.

Wie häufiger Stuhlgang ist normal?

Diese Frage stellen sich die meisten Eltern, wenn sie ihr Baby von der Klinik nach Hause bringen. Ihr Baby muss keineswegs jeden Tag Stuhlgang haben. Vor allem bei gestillten Babys kann die Windel auch mehrere Tage hintereinander leer bleiben. So lange das Baby isst und einen gesunden Eindruck macht, ist alles in Ordnung. Ändert sich jedoch die Farbe des Stuhls (siehe Seite 67), sollten Sie besser den Kinderarzt aufsuchen.

Die Umstellung von Muttermilch auf Formulamilch kann anfangs zu Verstopfung führen, weil die Formulamilch schwieriger zu verdauen ist. Geben Sie dem Baby in diesem Fall etwas abgekochtes, abgekühltes Wasser zu trinken. Allerdings sollten es nicht mehr als 10–15 ml sein, sonst ist sein Magen voll und es kann nicht mehr genug Milch zu sich nehmen. Bei anhaltender Verstopfung sollten Sie den Kinderarzt oder die Hebamme um Rat fragen.

Sie und Ihr Baby

Zeit miteinander zu verbringen, tut Ihnen genauso gut wie Ihrem Baby. Sie sind seine ganze Welt und Ihre Bindung wird weiter gestärkt. Sobald sich die Persönlichkeit Ihres Kindes entfaltet, wird die gemeinsame Zeit noch schöner.

Nehmen Sie sich für die Beschäftigung mit dem Baby so viel Zeit wie möglich. Es gibt auch viele Elterngruppen, zu denen Sie Ihr Kind mitbringen können. Informationen darüber erhalten Sie im Krankenhaus, beim Arzt oder im Internet.

Nehmen Sie Ihr Baby ruhig überallhin mit. Wenn es so gesund ist, dass Sie es mit nach Hause nehmen durften, ist es auch gesund genug, um mit Ihnen in einem Baby-Tragetuch (falls Ihr Baby groß genug ist) oder in einem Kinderwagen unterwegs zu sein. Bei der Auswahl eines Kinderwagens ist es wichtig, dass er für Neugeborene geeignet ist, da sie immer flach liegen müssen. Halten Sie Ihr Baby mit einer Decke warm und setzen Sie ihm eine Mütze auf, da ein großer Teil der Körperwärme über den Kopf verloren geht.

Werden wir uns aneinander gewöhnen?

Da Ihr Baby seit seiner Geburt vom Personal im Krankenhaus betreut wurde, fühlt es sich vielleicht komisch an, wenn Sie zu Hause plötzlich ganz allein für Ihr Kind verantwortlich sind. Das ist nicht ungewöhnlich. Sie haben eine traumatische Zeit hinter sich und mussten Ihr Baby vielleicht viele Wochen der Obhut von Fremden anvertrauen.

Es ist nicht einfach, durch die Plexiglasscheibe des Inkubators auf der Frühgeborenenstation eine Bindung zu Ihrem Baby aufzubauen. Hinzu kam vielleicht noch die Angst, dass das Kind nicht

Papa ist da Väter fühlen sich manchmal »außen vor« gelassen. Ihre Bindung wird stärker, wenn Sie Ihrem Kind viel Aufmerksamkeit schenken und Zeit mit ihm verbringen.

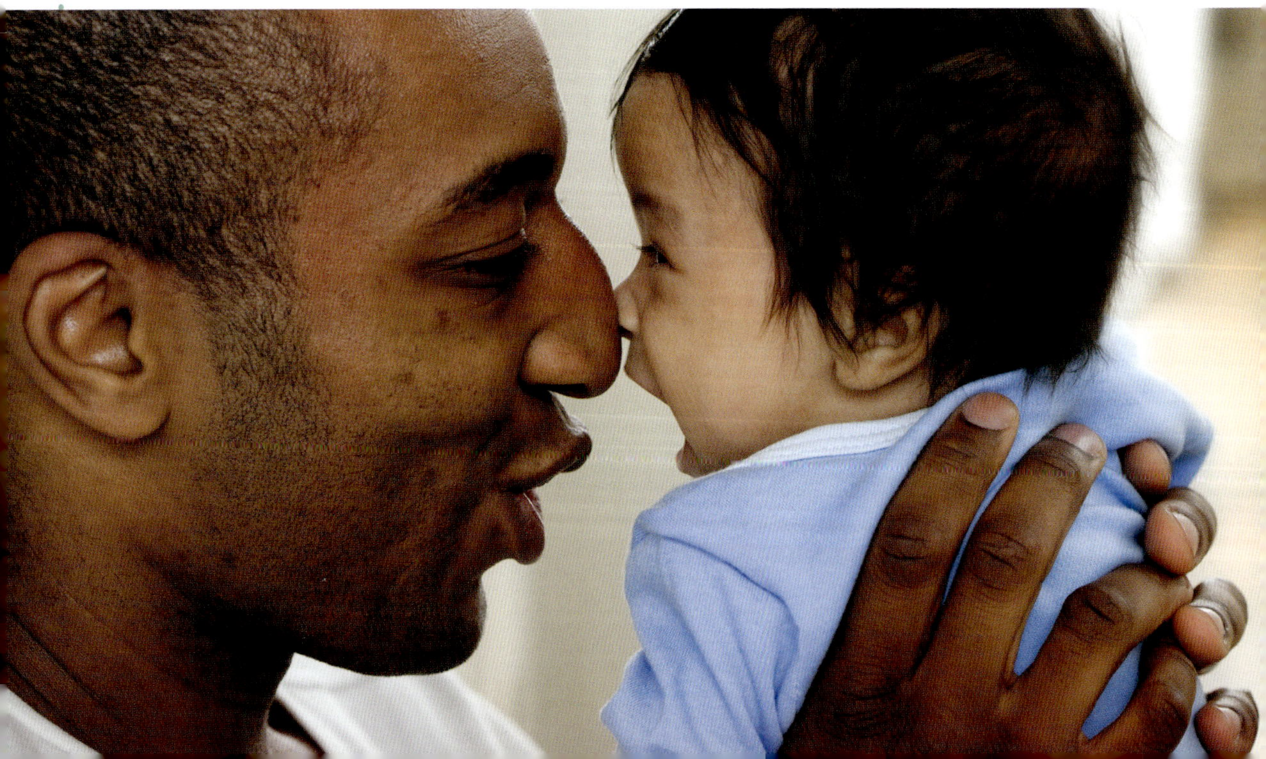

überleben könnte. Das bringt einen oft automatisch dazu, sich emotional etwas abzugrenzen – eine ganz normale Schutzreaktion. Es ist nicht ungewöhnlich, wenn Sie wegen der Gefühle gegenüber Ihrem Baby, wegen seiner Pflege oder wegen der Verantwortung, die Sie nun plötzlich haben, nervös sind. Doch machen Sie sich keine Sorgen: Ihr Baby hat sich inzwischen durch Ihre Berührungen, Ihre Stimme und Ihren Geruch auf Sie eingestellt. Es gibt niemanden, der besser geeignet wäre, sich um Ihr Baby zu kümmern und es zu lieben, als Sie selbst.

Mit dem Baby Spaß haben Auch sehr kleine Babys freuen sich, wenn man sich mit ihnen beschäftigt, und spielen gern kleine Spiele, wie das Kuckuck-Spiel. Auch wenn es das Spiel selbst noch nicht versteht, genießt es die Aufmerksamkeit. Babys interessieren sich besonders für Gesichter, halten Sie es also mit dem Gesicht zu Ihnen und reden oder singen Sie für Ihr Kind. Es wird fasziniert sein, wenn Sie seinen Gesichtsausdruck nachahmen, und bald anfangen, auch Sie nachzumachen.

Wenn Ihr Baby schreit Frühgeborene schreien nur wenig, aber da Ihr Kind jetzt älter ist, beginnt es das Schreien als Kommunikationsmittel zu entdecken. Ihr Baby kann Ihnen nur sehr beschränkt mitteilen, was es will, deshalb schreit es, wenn es hungrig, müde oder gelangweilt ist und wenn es sich nicht wohlfühlt oder umarmt werden möchte. Im Lauf der Zeit erkennen Sie den Unterschied zwischen den verschiedenen Arten des Schreiens und können schnell darauf reagieren, sodass Ihr Baby bald immer weniger schreit.

Es gibt viele Wege, ein schreiendes Kind zu beruhigen:

- Bewegung – Legen Sie es in sein Tragetuch und laufen Sie mit ihm umher. Oder nehmen Sie es auf eine Autofahrt mit, solange Sie nicht zu strapaziert sind, um sicher zu fahren.
- Weißes Rauschen – Setzen Sie es vor eine Waschmaschine im Schleudergang oder neben ein verstelltes Radio. Das Rauschen beruhigt.
- Geben Sie ihm einen Schnuller.

Ratschläge von anderen Solange das Baby in der Klinik betreut wurde, hielten sich Freunde und Verwandte vermutlich mit guten Ratschlägen zurück. Das ändert sich, wenn das Baby zu Hause ist. Man wird Sie von allen Seiten mit Tipps, Hinweisen und Kommentaren überschütten, die zwar gut gemeint sind und manchmal auch hilfreich sein können, oft aber nur unnötige Verwirrung stiften.

Bleiben Sie taktvoll, aber vertrauen Sie auf Ihre Fähigkeiten als Eltern. Tun Sie das, was Sie für richtig halten. Sie werden anfangs Fehler machen, aber bald werden Sie Ihr Baby so gut kennen, dass Sie allein wissen, was das Beste für es ist. Im Zweifelsfall können auch Bücher, Zeitschriften und Websites zum Thema Baby und Elternschaft zurate gezogen werden.

TIPPS

Behördenkram

Sofern nicht schon während der Zeit im Krankenhaus geschehen, sind nun einige Behördengänge nötig. Folgende Dinge sind zu tun:

- Elterngeld beantragen
- Elternzeit beantragen
- Kindergeld beantragen
- Das Baby bei Ihrer Krankenversicherung anmelden
- Mutterschaftsgeld beantragen
- Das Baby beim Einwohnermeldeamt melden (sofern nicht schon vom Standesamt erledigt)
- Kinderfreibetrag beantragen, ggf. die Lohnsteuerklasse anpassen lassen
- Ggf. Unterhaltszuschuss beantragen
- Ggf. Vaterschaft anerkennen lassen

Familie und Freunde

Sobald Ihr Baby zu Hause ist, wird jeder Sie besuchen wollen. Wenn Sie besorgt sind, dass Ihr Baby dabei Krankheitserregern ausgesetzt wird, gibt es ein paar einfache Schritte, um die Gefahr zu minimieren.

Verwandte und Freunde werden Ihr Baby zu Hause besuchen wollen. Das kann sehr schön sein, wenn Sie sich dazu bereit fühlen. Viele Eltern haben aber auch Angst, Ihr Kind könnte sich mit einer Krankheit anstecken. Auf jeden Fall sollten Sie engen Kontakt mit Menschen meiden, die an einem Infekt leiden, da Ihr Kind als Frühgeborenes besonders anfällig für Krankheitserreger ist. So kann sich eine starke Erkältung beispielsweise schnell zu einer Bronchiolitis entwickeln (siehe Seite 107).

Da sich enger Kontakt zu den Familienmitgliedern kaum vermeiden lässt und natürlich auch nicht vermieden werden soll, sollten Sie Ihren anderen Kindern erklären, dass Sie das Baby nicht umarmen oder küssen sollten, wenn sie krank sind. Spielzeuge, die zwischen den Kindern ausgetauscht werden, sollten dann vorher gewaschen werden. Gründliches Händewaschen ist für alle in der Familie ein Muss, vor allem wenn jemand erkältet ist.

Außerdem ist es sehr wichtig, Frühgeborene von Tabakrauch fernzuhalten. Niemand sollte im Haus rauchen. Dies vermindert das Risiko des plötzlichen Kindstods und verschiedener Atemwegserkrankungen des Babys. Es gibt einen engen Zusammenhang zwischen Kindern mit Atembeschwerden und dem Rauchen der Eltern.

Zeit für Sie selbst Alle frisch gebackenen Eltern sollten nicht vergessen, wie wichtig es ist, sich Zeit für sich selbst zu nehmen – auch wenn das nach allem, was Sie durchstehen mussten, zunächst ungewohnt erscheint.

Manchmal ist es schwer, das Baby jemandem anzuvertrauen, besonders wenn es noch sehr klein ist und Sie gerade erst angefangen haben, sich selbst um Ihr Kind zu kümmern. Sieht es obendrein noch sehr zerbrechlich aus, können andere Leute auch Angst davor haben, sich um Ihr Baby zu kümmern. Falls Sie also ein Familienmitglied, einen Freund oder eine Freundin finden, der oder die wenigstens für eine kurze Zeit auf das Baby aufpassen kann, dann nutzen Sie die Gelegenheit, auch wenn es nur für einen kurzen Besuch im Café oder ein schönes luxuriöses Schaumbad ist.

Fühlen Sie sich über längere Zeit deprimiert, ängstlich und haben das Gefühl mit dem Alltag nicht klarzukommen, sprechen Sie mit Ihrem Arzt, da postnatale Depressionen auch noch mehrere Monate nach einer Geburt anfangen können.

»Am Anfang nahm ich ihn nicht an belebte Orte mit, aber irgendwann wurde mir klar, dass Babys sich überall erkälten können. Man muss nur vernünftig sein.«

Claudia, Mutter von Elias

Das Risiko senken Wenn Sie Gäste haben, erinnern Sie sie daran, wie anfällig Ihr Baby noch ist und dass jeder unbedingt seine Hände waschen muss, auch die kleinsten Gäste.

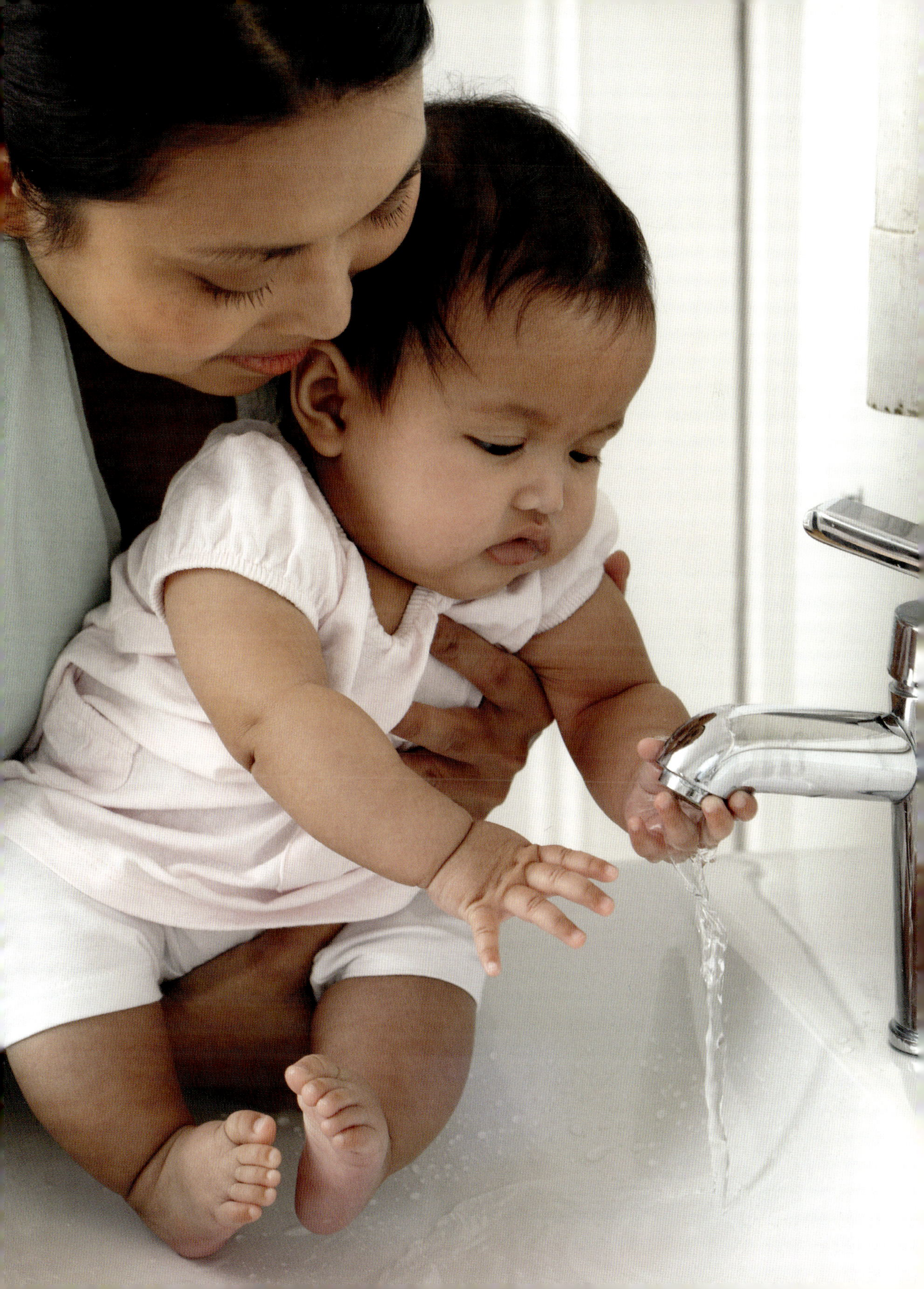

Ist mein Baby krank?

Trotz regelmäßiger Untersuchungen beim Kinderarzt bleibt stets die Sorge, dass das Baby krank werden könnte. Es gibt bestimmte Anzeichen, auf die Sie achten sollten. Im Zweifelsfall ist es immer besser, den Arzt aufzusuchen.

Normalerweise müssen Sie sich keine Gedanken darüber machen, ob Ihr Baby eine unerkannte Krankheit haben könnte, denn vor allem bei besonders zarten Frühgeborenen wird eine etwas engmaschigere medizinische Überwachung empfohlen. Der Kinderarzt würde daher die ersten Symptome einer Krankheit sicher schnell bemerken und entsprechende Gegenmaßnahmen einleiten.

Wo bekomme ich Informationen und Unterstützung? Abgesehen vom Kinderarzt und dem Kinderpflegedienst haben Sie die Möglichkeit, sich beispielsweise auf seriösen Webseiten im Internet, bei Elternvereinigungen und Verbänden (nützliche Adressen finden Sie auf Seite 124) über Kinderkrankheiten, Impfungen und die spezielle Behandlung von Frühgeborenen zu informieren.

Wenn Sie sich mit der Sorge um Ihr frühgeborenes Baby alleingelassen und isoliert fühlen, sollten Sie sich einer Selbsthilfegruppe oder privaten Elternvereinigung anschließen. Dort werden Sie nicht nur sachkundigen Rat für den Umgang mit Ihrem Baby erhalten, sondern auch stets ein offenes Ohr für Ihre spezielle Familiensituation finden.

Manchmal genügt es schon, sich in einem Internetforum oder bei einer vertrauten Person die ganze Last von der Seele reden zu können, um danach wieder genug Kraft und Energie zur Bewältigung des schwierigen Alltags zu haben.

Wann muss ich den Arzt rufen? Trotz der regelmäßigen medizinischen Überwachung Ihres Babys kann es passieren, dass ganz ohne Vorwarnung akute Krankheitssymptome auftreten, die sich ein Arzt ansehen sollte. Dies trifft vor allem zu, wenn ein Baby in den ersten Lebensmonaten plötzlich eine erhöhte Körpertemperatur hat, denn es besteht immer die Möglichkeit, dass sich daraus etwas Ernstes entwickelt.

Bei einem Baby sollten Sie die Körpertemperatur nicht schätzen, sondern wirklich messen, wenn Sie den Eindruck haben, dass sie erhöht sein könnte. Am besten verwenden Sie dazu ein Thermometer, das die Körpertemperatur im Ohr misst. Die Messung ist genau, geht sehr schnell und ist dem Baby nicht allzu unangenehm.

Auch bei folgenden Symptomen sollten Sie immer einen Arzt aufsuchen.

- Anhaltende starke Erregung und Unruhe
- Verringerte Nahrungsaufnahme – weniger als die Hälfte bei Formulamilch, bei Stillkindern vorzeitiges Beenden der Brustmahlzeit

> »Er ist mehrmals fast gestorben, da macht mir eine laufende Nase kaum Sorgen. Ich habe schlimme Dinge gesehen und ich erkenne inzwischen, ob die Lage ernst ist.«
>
> *Claudia, Mutter von Elias*

- Starkes Schwitzen beim Füttern
- Starkes Erbrechen
- Weniger häufig nasse Windeln als gewöhnlich
- Lethargisches Verhalten, Benommenheit, kein Erwachen zu den Mahlzeiten

Bei den folgenden Symptomen sollten Sie keine Zeit verlieren und sofort den Kinderarzt aufsuchen oder den Notarzt rufen:

- Veränderung der Hautfarbe – bläulich, rot oder blass
- Beschleunigte Atmung
- Schwierigkeiten beim Atmen oder starke Atemgeräusche (Keuchen oder Pfeifen)
- Apnoe (Aussetzen der Atmung)
- Teilnahmslosigkeit

Vertrauen Sie auf Ihr Gefühl. Wenn Sie sich Sorgen machen, dass etwas mit Ihrem Baby nicht stimmt – selbst wenn Sie nicht genau sagen können, was –, gehen Sie mit ihm zum Arzt oder rufen Sie notfalls die Ambulanz.

Bronchiolitis Frühgeborene Babys haben ein erhöhtes Risiko an Bronchiolitis zu erkranken, bei der sich die Bronchiolen entzünden, die kleinsten Abschnitte der unteren Atemwege. Die Krankheit tritt vor allem im Herbst und Winter auf. Besonders empfindlich dafür sind Babys, die zusätzlich Sauerstoff erhalten.

Eine Bronchiolitis wird meistens von Viren verursacht. Diese Viren können jeden Menschen jederzeit befallen. Bei älteren Kindern und Erwachsenen lösen sie nur eine Erkältung aus, während infizierte Babys eine Bronchiolitis entwickeln können.

Zu den Symptomen gehören:

- Keuchen
- Auffällig rauer Husten
- Erhöhte Temperatur
- Verringerte Nahrungsaufnahme, weil das Baby durch die erschwerte Atmung nicht richtig saugt

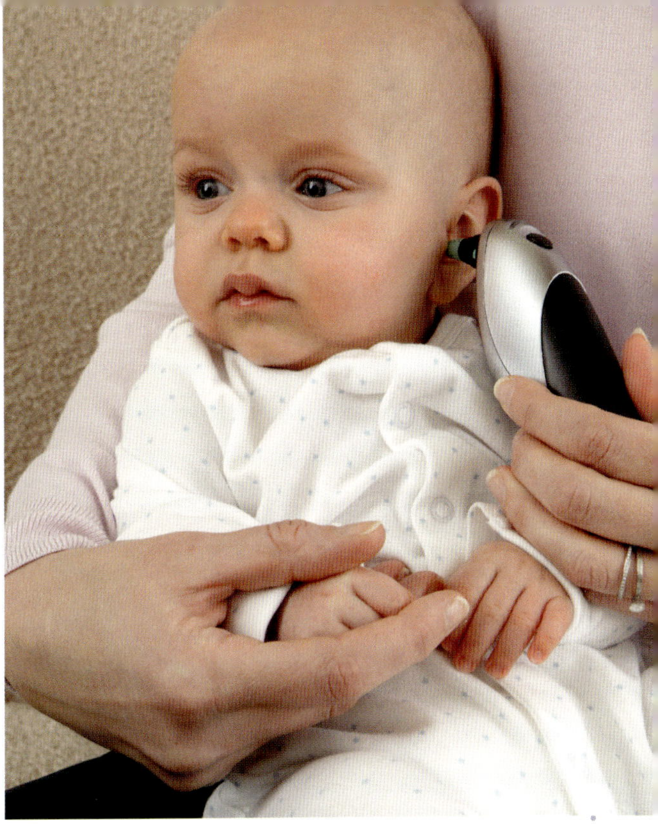

Temperatur messen Mit einem Ohrthermometer lässt sich die Körpertemperatur schnell, genau und ganz unkompliziert messen.

Wenn Ihr Baby eines oder mehrere dieser Symptome aufweist, gehen Sie mit ihm zum Arzt. Laufen seine Lippen blau oder dunkelrot an oder hat es große Atemschwierigkeiten, rufen Sie den Notarzt.

Meningitis Diese Entzündung der Hirnhäute kann durch Bakterien oder Viren ausgelöst werden. Eine bakterielle Meningitis ist sehr gefährlich und muss deshalb sofort behandelt werden. Zu den Symptomen einer Meningitis zählen schrilles oder schwaches Schreien, eine geschwollene Fontanelle, Erbrechen, Übererregung, starke Benommenheit, Hautausschlag oder fleckige, feuchtkalte Haut. Die typischen rot-violetten Hautflecken, die nicht verschwinden, wenn man ein Glas darauf drückt, müssen nicht unbedingt auftreten. Bei Verdacht auf Meningitis müssen Sie sofort den Arzt aufsuchen.

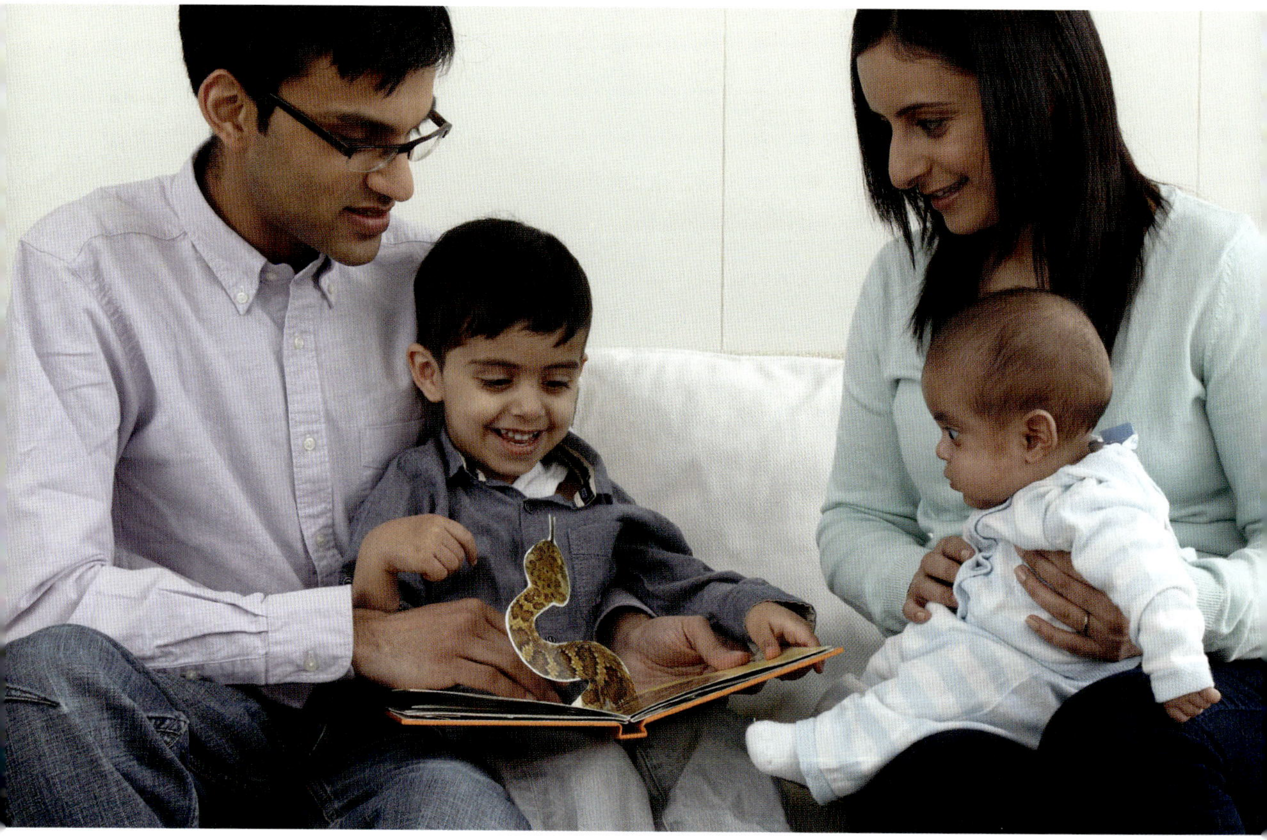

Ausblick

Sie und Ihr Baby haben gemeinsam viel durchgemacht und Ihre Bindung ist inzwischen besonders stark. Falls Ihr Baby noch etwas aufholen muss, können Sie ihm dabei helfen, sein volles Potenzial zu entfalten.

Frühgeborenen-Nachsorge

Auch nachdem Ihr Baby die Frühgeborenenstation verlassen hat, wird es regelmäßig untersucht. Abhängig von seinem Gesundheits- und Entwicklungszustand sind eventuell auch spezielle Nachsorgemaßnahmen nötig.

Der Kinderarzt entscheidet darüber, ob Ihr Baby nach Verlassen der Klinik eine spezielle Nachsorge benötigt. So ist es beispielsweise möglich, dass er Ihnen rät, in regelmäßigen Abständen bestimmte Fachärzte aufzusuchen, um Entwicklungsstörungen oder andere Komplikationen frühzeitig zu erkennen und zu behandeln.

Bei einigen Babys, die etwa ab der 32. Woche geboren wurden und bei der Entlassung aus der Klinik keinerlei medizinische Probleme haben, ist eine spezielle Frühgeborenen-Nachsorge nicht nötig. Viele frisch gebackene Eltern fühlen sich allerdings gar nicht wohl bei dem Gedanken, ihr Baby mit nach Hause zu nehmen, ohne in nächster Zeit irgendwelche Termine bei Fachärzten bekommen zu haben. Falls es Ihnen auch so geht, seien Sie unbesorgt: Die Ärzte in der Klinik würden Ihnen Ihr Baby nicht »einfach so« mit nach Hause geben, wenn Sie nicht der Ansicht wären, dass es gesund genug ist, um wie ein normales Baby behandelt zu werden.

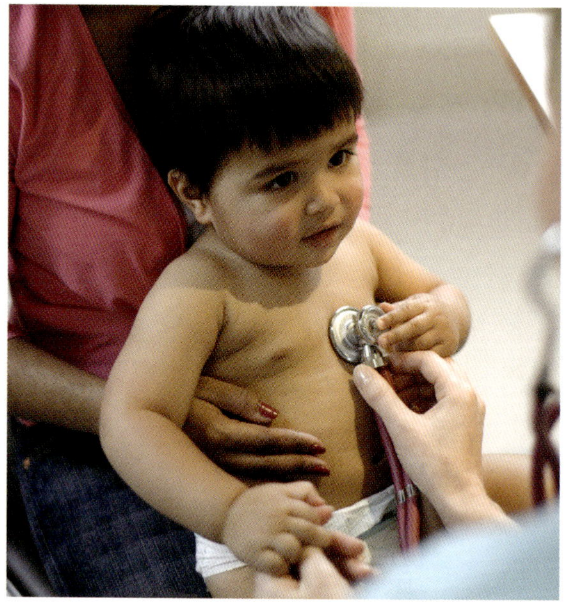

Gesundheits-Check Wenn Ihr Baby nach Verlassen der Klinik häufig untersucht wird, gewöhnt es sich bald daran und lässt die Prozedur relativ entspannt über sich ergehen.

Reguläre Untersuchungen Alle Babys werden in festgelegten Abständen vom Kinderarzt untersucht. Die zeitliche Reihenfolge können Sie dem Untersuchungsheft entnehmen, das Ihnen der Arzt bei der ersten Untersuchung aushändigt und in das fortan alle wichtigen Daten und Entwicklungsfortschritte eingetragen werden.

Spezielle Untersuchungen Leider sind die speziellen Nachsorgemöglichkeiten für Frühgeborene in den deutschsprachigen Ländern nicht gesetzlich geregelt. Engere Untersuchungsintervalle als bei den normalen U-Untersuchungen sind aber durchaus sinnvoll, um zum Beispiel Abweichungen von der normalen Entwicklung früh erkennen und dann gut beeinflussen zu können.

Normalerweise ist der Kinderarzt Ihr erster und wichtigster Ansprechpartner, wenn es um die Gesundheit und Entwicklung Ihres Babys geht. Sie können bereits beim Entlassungsgespräch in der Klinik das Thema Kinderarztwahl anschneiden und sich bei Bedarf eine Liste mit geeigneten niedergelassenen Kinderärzten mitgeben lassen. Der

Kinderarzt nimmt nicht nur die regelmäßigen, von den Krankenkassen bezahlten U-Untersuchungen vor, die allen Babys – egal ob termingerecht oder zu früh geboren – zustehen. Von ihm erhalten Sie auch Rezepte für die Hilfe durch einen ambulanten Kinderpflegedienst, medizinische Hilfsmittel wie Inhalationsgeräte sowie Überweisungen zu Fachleuten, wenn er es für nötig erachtet. Wenn Sie möchten, können Sie sich einen Kinderarzt mit neonatologischem Behandlungsschwerpunkt suchen, der sich mit allen eventuellen Besonderheiten von Frühgeborenen sehr gut auskennt.

Bei Bedarf können Sie sich an Pädiatriezentren und private Pflegedienste wenden, die sich auf Kinderintensivpflege spezialisiert haben. Manche Kliniken bieten eine spezielle Frühgeborenen-Sprechstunde an, in der Sie sich über mögliche weitere Behandlungsmaßnahmen informieren und auch in allen anderen Belangen Rat holen können. Einige Kliniken haben eine Ambulanz für Entwicklungsstörungen eingerichtet, in der Fachleute aus unterschiedlichen Berufsgruppen – zum Beispiel Ärzte, Psychologen, Physiotherapeuten, Ergotherapeuten, Logopäden und Sozialpädagogen – die Nachsorge Ihres Frühgeborenen übernehmen, um besondere Stärken und gegebenenfalls Fördermöglichkeiten Ihres Kindes zu besprechen.

Wie sieht die Zukunft meines Babys aus? Falls bei einem Baby tatsächlich ein Problem entdeckt wird, beginnen die Eltern sich natürlich Sorgen um dessen Zukunft zu machen. Sie fragen sich, ob ihr Kind etwa an einer Entwicklungsstörung leidet und ob es später vielleicht Probleme beim Sprechen oder Gehen haben wird.

Ein Ultraschall- oder MRT-Scan kann wichtige Informationen darüber liefern, welche Probleme ein Kind in der Zukunft haben könnte. Um endgültige Gewissheit zu erlangen, bleibt meist jedoch nur, die weitere Entwicklung abzuwarten.

MEINE GESCHICHTE

Claudia erzählt …

» Elias muss noch immer zum Ophtalmologen, zum Audiologen, zu allen möglichen anderen ›-ologen‹. Ich weiß noch, als man mir sagte, dass er ganz sicher unter den Folgen der Frühgeburt leiden würde. Damals konnte ich mir das nicht vorstellen, für mich sah er aus wie das perfekte Baby.

Körperlich entwickelte er sich ziemlich normal. Er konnte sitzen und laufen (auf Zehenspitzen, das macht er heute noch). Noch in der Klinik wurden seine Augen gelasert. Er sollte eine Brille tragen, aber das klappt nicht richtig, also ist er kurzsichtig, aber es ist nichts Ernstes.

Als er aber anfangen sollte zu sprechen, kam nichts. Er spielte auch auf ungewöhnliche Weise. Kinder seines Alters schieben Autos über den Boden. Sie starren nicht nur auf die Räder, die sich drehen und drehen und drehen. Es hatte irgendwie etwas Zwanghaftes an sich. Er mochte auch imaginatives Spiel und Kommunikation mit anderen nicht so gern.

Man diagnostizierte bei ihm eine allgemeine Entwicklungsverzögerung. Er ist aber kein klassischer Fall von Autismus. Ich denke, sein Problem liegt mehr in der Entwicklungsverzögerung, aber er hat auch autistische Züge, denn er spricht überhaupt nicht.

Es ist ein sehr langer Weg. Der eine Tag ist schön, der nächste schrecklich. Man muss sich immer vor Augen halten, dass alle Beteiligten nur das Beste für Elias wollen.

Ich hatte Glück, denn ich habe heute einen wundervollen Sechsjährigen, der sich einer recht guten Gesundheit erfreut. Ja, er hat seine Schwierigkeiten, aber ich würde ihn für nichts auf der Welt hergeben wollen. «

Claudia, Mutter von Elias

Langfristige Auswirkungen

Sehr früh geborene Babys tragen ein höheres Risiko, Verhaltens- oder Gesundheitsprobleme zu entwickeln, als voll ausgetragene Babys. Falls Ihr Baby davon betroffen ist, gibt es viele Behandlungsmöglichkeiten, die ihm helfen können.

Zu früh geboren worden zu sein, kann Ihr Baby anfällig machen für eine Reihe von Problemen, die manchmal erst im Lauf seiner weiteren Entwicklung auftreten. Dabei gilt: Je früher das Baby geboren wurde, desto höher ist die Wahrscheinlichkeit von Problemen, die jedoch nicht immer dauerhaft sind. Außerdem stehen Ihrem Baby heutzutage zahlreiche Behandlungs- und Therapiemöglichkeiten zur Verfügung, die ihm dabei helfen, sich gesund und normal zu entwickeln.

Atemwegserkrankungen Viele Frühgeborene, insbesondere wenn sie vor der 30. Woche geboren wurden, leiden unter chronischen Atemwegserkrankungen. Der Grund dafür ist, dass ihre Lungen zum Zeitpunkt ihrer Geburt noch nicht voll funktionsfähig waren. Besonders typisch für Frühgeborene ist das Atemnotsyndrom, das sich entwickelt, weil der Körper des Babys noch nicht ausreichend Surfactant (siehe Seite 21) produziert.

Atemwegserkrankungen können aber auch durch notwendige Interventionen wie zum Beispiel künstliche Beatmung entstehen. Diese Maßnahme ist lebensrettend, aber der Druck, der dabei in der Lunge ausgeübt wird, kann diese schädigen. Bei Babys, die länger als 28 Tage Sauerstoff benötigen, spricht man von bronchopulmonaler Dysplasie (siehe Seite 78). Man kann davon ausgehen, dass sich die Lunge im Lauf der Zeit selbst heilt, sodass die meisten Kinder mit etwa zwei Jahren keine Symptome mehr zeigen.

Babys mit bronchopulmonaler Dysplasie haben dafür aber ein erhöhtes Risiko, später an Asthma zu erkranken. Sollte dies bei Ihrem Kind der Fall sein, kann ihm der Arzt einen Inhalator verschreiben, der die Beschwerden lindert oder ganz verhindert (siehe Foto gegenüber).

Infektionen Frühgeborene hatten keine Zeit, ein starkes Immunsystem zu entwickeln, daher sind sie vor allem in den ersten Lebensmonaten relativ anfällig für Infektionen aller Art. Ihr Baby wird vermutlich häufiger als andere Babys unter harmlosen viralen Infekten wie Schnupfen leiden. Es besteht auch die Gefahr, dass es sich schneller schwerere Infektionen wie Lungen- oder Hirnhautentzündung zuzieht. Eine Bronchiolitis (siehe Seite 107), die für termingerecht geborene Babys kein großes Problem darstellt, kann für ein Frühgeborenes schlimme Auswirkungen haben, vor allem dann, wenn es bereits an einer chronischen Atemwegserkrankung leidet.

Abgeflachte Kopfform Viele Frühgeborene weisen eine asymmetrische Kopfform auf. Der Grund dafür ist, dass sie mehr auf der einen Seite als auf der anderen liegen und sich ihr weicher Schädel entsprechend verformt. Meistens normalisiert sich die Kopfform im Lauf der Zeit von selbst wieder, aber manchmal bleibt sie bestehen oder verschlimmert sich etwas.

Wenn Ihr Baby ganz offensichtlich eine Seite bevorzugt, sei es beim Stillen, Liegen oder wenn es den Kopf dreht, und seine Bewegungen auf der anderen Seite eher eingeschränkt wirken, kann dies auf ein Problem im Nackenbereich hinweisen.

Durch Physiotherapie oder Osteopathie kann dieses Problem behoben werden. Wenn dies früh genug geschieht, wird sich auch die Kopfform wieder normalisieren.

Zerebralparese Unter diesem Begriff werden Bewegungs-, Koordinations- und Haltungsstörungen verstanden, die auf eine dauerhafte Schädigung des Gehirns zurückzuführen sind. Eine Zerebralparese ist bei extrem früh geborenen Babys keine Seltenheit und tritt auch bei anderen Frühgeborenen häufiger auf. Das Gehirn ist dann nicht in der Lage, die richtigen Signale zur Koordination oder Bewegung der Muskeln zu senden. Das Ergebnis sind harte, verspannte Muskeln, die das Balancieren, Gehen und Aufrechtstehen schwierig machen. Auch Mimik und Sprache können leiden. Kinder mit Zerebralparese können nicht nur Probleme mit der Motorik haben, sondern auch mit dem Sehen, Hören, Lernen und Verhalten. Sie leiden außerdem häufiger unter Epilepsie.

Zerebralparesen sind leider nicht heilbar, aber für alle Symptome gibt es Therapien. Sehr frühzeitig sollte mit Physiotherapie begonnen und diese auch beständig fortgesetzt werden, um dem Versteifen von Muskeln und Gliedern vorzubeugen. Gegen Probleme bei der Sprachentwicklung kann ein Logopäde helfen. Die Beweglichkeit der Muskeln kann medikamentös unterstützt werden und in manchen Fällen lässt sich eine mangelhafte Muskelfunktion auch operativ korrigieren.

Verhaltensauffälligkeiten Sie sind bei sehr früh geborenen Babys relativ häufig zu beobachten und manchmal eine Reaktion auf die Bewegungsstörungen. Oft ist ein Muster an Muskelspannung und Bewegungseinschränkung erkennbar, das die Verhaltensauffälligkeiten verschärft.

Frühgeborene Babys entwickeln häufig ADHS (Aufmerksamkeitsdefizitsyndrom), das sich in Unaufmerksamkeit, Ruhelosigkeit und impulsivem Verhalten äußert. Außerdem ist bei extrem Frühgeborenen das Risiko erhöht, an einer Erkrankung des autistischen Spektrums zu leiden, die zu typischen Verhaltensauffälligkeiten führt.

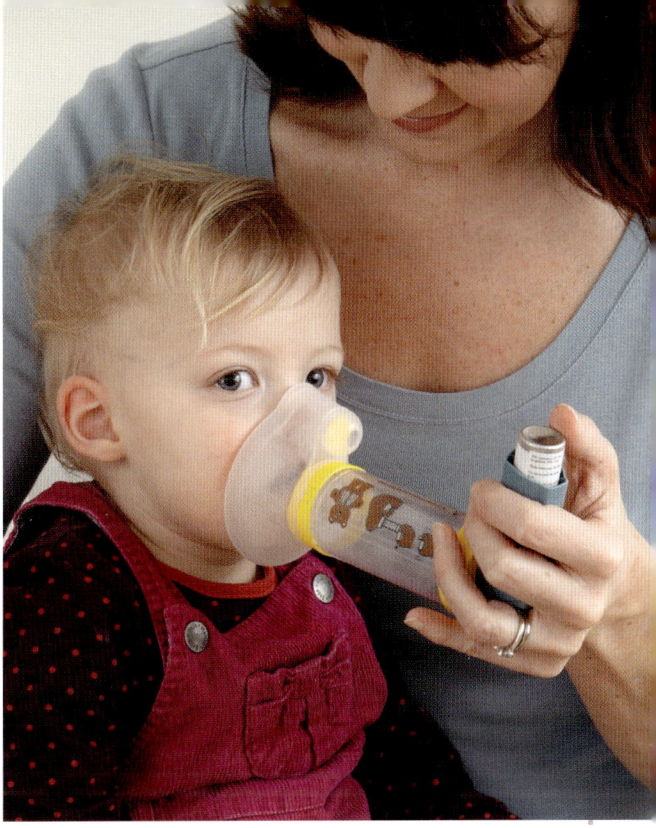

Asthma Frühgeborene Kinder entwickeln häufig Asthma. Jeder, der sich um Ihr asthmakrankes Kind kümmert, sollte wissen, wie man seinen Inhalator bedient.

Lernschwierigkeiten Wie die Forschung zeigt, haben Frühgeborene oft Schwierigkeiten, Informationen zu verarbeiten, was später zu Lernschwierigkeiten, einer verlangsamten Sprachentwicklung und Kommunikationsproblemen führen kann. Auch motorische Probleme oder Verhaltensauffälligkeiten wie Unaufmerksamkeit, Impulsivität oder Angst beeinflussen die Fähigkeit des Kindes, bestimmte Aufgaben auszuführen, oder seine Lernfähigkeit. In solchen Fällen kann eine besondere schulische Förderung notwendig und hilfreich sein.

Leben mit einer Behinderung

Die Nachricht, dass Ihr Kind niemals ganz gesund sein wird, ist ein Schock. Es steht aber eine Vielzahl an Therapien und Hilfen zur Verfügung, um alle positiven Möglichkeiten Ihres Kindes auszuschöpfen – denn diese hat jedes Kind.

Sich damit abfinden zu müssen, dass Ihr Baby wahrscheinlich für den Rest seines Lebens Probleme haben wird, erscheint aus verständlichen Gründen zunächst wie ein Alptraum. Dazu kommt noch, dass das Ausmaß der Behinderung in den ersten Monaten oft noch nicht eindeutig erkennbar ist. Vielleicht können sich die Ärzte zunächst nur vage zu Ihren Befürchtungen äußern, dass Ihr Kind vielleicht niemals richtig sprechen oder gehen kann.

Wenn Ihr Baby in seiner Entwicklung bestimmte Schritte nicht vollzieht und immer weiter zurückfällt, ist die Wahrscheinlichkeit gegeben, dass es eine Behinderung hat. Falls Sie vom Arzt diese Nachricht erhalten, werden Sie sicher alles tun wollen, um Ihrem Kind zu helfen. Die hier aufgeführten Therapien sollen dazu beitragen, Fähigkeiten wie Muskelspannung, Stabilität und Sprache zu verbessern, und dadurch dem Baby ermöglichen, von sich aus neue Fähigkeiten zu erlernen. Oftmals kann ein Kind wichtige Etappen seiner Entwicklung aufholen, wenn es älter und kräftiger ist. Manche Behinderungen jedoch erfordern eine dauerhafte oder zumindest langfristige Therapie.

Erfolgserlebnis Mit einem Handicap kann jeder Entwicklungsfortschritt ein Meilenstein sein – und ein Grund für die Familie, gemeinsam zu feiern.

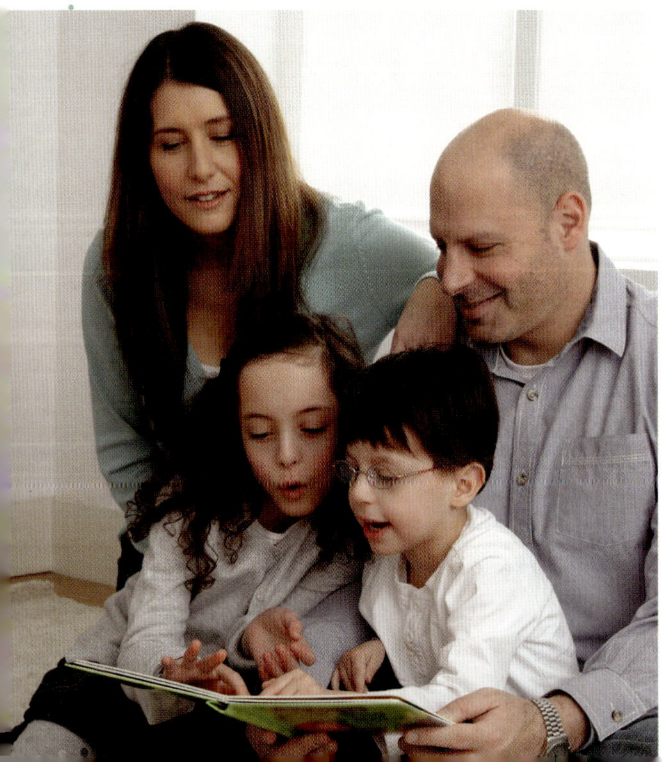

Ergotherapie Ergotherapeuten kümmern sich um die Entwicklung bestimmter Fähigkeiten und können Ihnen helfen, sich mit den Besonderheiten im Umgang mit Ihrem Kind vertraut zu machen.

Viele Frühgeborene sind schnell überreizt, manchmal reagieren sie auch nur empfindlich auf bestimmte Geräusche, Formen von Licht oder Berührungen. Wenn Sie lernen, was Ihr Kind mag oder nicht mag, werden Sie schnell herausfinden, wie viel Spiel und Anregung es verträgt.

Ein Ergotherapeut kann Sie auch beraten, welche Ausstattung Sie für zu Hause benötigen oder wie Sie Ihr Zuhause den speziellen Bedürfnissen Ihres Babys anpassen können. Von ihm erhalten Sie zudem einen Plan, wie Sie spielerisch die feinmotorischen Fähigkeiten Ihres Kindes fördern können.

Die Ergotherapie gewinnt mit zunehmendem Alter eines behinderten Kindes an Bedeutung. Sie hilft ihm, zusätzliche Fähigkeiten zur Bewältigung alltäglicher Aktivitäten zu erwerben, wie essen, spielen oder schreiben.

Physiotherapie Physiotherapeuten arbeiten oft eng mit Ergotherapeuten zusammen. Sie können Ihnen beispielsweise zeigen, wie Sie Ihr Baby am besten lagern oder welche Gegenmaßnahmen Sie ergreifen sollen, wenn sein Kopf aufgrund seiner vorzeitigen Geburt stark abgeflacht ist.

In der Physiotherapie lernen Sie auch, mit welchen Aktivitäten Sie die Entwicklung seiner körperlichen Fähigkeiten fördern können. Täglich ein paar Minuten unter Aufsicht auf dem Bauch zu liegen kräftigt zum Beispiel die Muskeln, die später zum Krabbeln nötig sind, und verhindert obendrein ein Abflachen des Kopfes. Man wird Ihnen vermutlich auch davon abraten, Ihr Baby lange Zeit in Autositzen oder Babywippen liegen zu lassen, weil dies seine Bewegungsfreiheit zu stark einschränkt. Stattdessen sollte es oft Zeit auf einer Decke am Boden verbringen, um ausreichend Muskelspannung zu entwickeln. Babywalker (ein Sitz in einem Rahmen auf Rollen) sollten nicht verwendet werden, weil sie eine schlechte Haltung unterstützen und das Laufenlernen verzögern können.

Durch Physiotherapie kann Ihr Kind Fähigkeiten entwickeln, die seine Selbstständigkeit fördern und seine Lebensqualität verbessern.

Osteopathie Der Osteopathie liegt die Annahme zugrunde, dass Störungen und Blockaden im Bewegungssystem die Funktion des Körpers beeinträchtigen. In der Osteopathie werden diese Blockaden manuell beseitigt.

Nach Ansicht der Osteopathen weisen Frühgeborene oft ein Bewegungsmuster auf, das ihre Gesundheit und Entwicklung negativ beeinflusst.

Bei Frühgeborenen können auch in späteren Jahren noch Probleme auftreten, die häufig schwerwiegender sind als bei anderen Kindern. Viele Erfahrungsberichte zeigen, dass Osteopathie positive Auswirkungen auf Frühgeborene hat, auch wenn diese wissenschaftlich noch nicht bestätigt sind.

MEINE GESCHICHTE

Sara erzählt …

» Max erlitt in der Klinik eine massive Gehirnblutung. Niemand wusste, ob er durchkommt. Er überlebte, aber sein Gehirn war dauerhaft geschädigt.

Der Arzt sagte, Max werde wohl an Zerebralparese leiden, aber er wusste nicht, wie stark. Vielleicht werde er für immer im Rollstuhl sitzen und weder essen noch reden noch alleine atmen können. Vielleicht werde er aber auch nur Schwierigkeiten in Mathe haben und sich schlecht konzentrieren können.

Es fiel ihm zuerst schwer, den Kopf hochzuhalten, also wollte er nie krabbeln. Aber irgendwann lernte er zu sitzen, wenn auch sehr, sehr spät. Er war mit allem sehr spät dran. Dann fing er an sich fortzubewegen, indem er auf dem Po über den Boden rutschte. Jetzt kann er an meiner Hand laufen, das macht er wirklich toll. Aber er spricht nicht so gut, deshalb bekommt er Sprachtherapie, Ergotherapie und Physiotherapie.

Max geht auch auf eine ganz normale Schule. Er ist mit der Entwicklung immer noch etwas hinterher, aber ein helles Köpfchen. Er holt beständig auf, auch wenn es mit dem Laufen noch nicht ganz so gut klappt. Und er ist gut in Mathe! Ich kann gar nicht sagen, wie stolz ich auf ihn bin. Er ist ein Wunder – in jeder Hinsicht. «

Sara, Mutter von Lina und Max

Logopädie Sie wird bei Babys eingesetzt, die Probleme beim Schlucken oder Saugen haben und Gefahr besteht, dass Milch in ihre Lungen gerät, oder wenn das Kind älter wird und es zu Verzögerungen in der Sprachentwicklung kommt. Ein Logopäde kann den Eltern auch zeigen, wie sie ihrem Kind helfen können.

Zukunftsprognosen

Die genauen Zukunftsaussichten eines Kindes zu beschreiben, ist kaum möglich, denn jedes Kind ist anders. Allgemein gilt: Je früher ein Baby geboren wurde, desto wahrscheinlicher wird es Probleme zu bewältigen haben.

Der Arzt wird bei der Prognose für Ihr Kind so ehrlich wie möglich sein. Er weiß, dass Frühgeborene häufig unter langfristigen Problemen leiden. Doch das Ausmaß dieser Probleme und ob sie überhaupt auftreten, lässt sich nur schwer vorhersagen.

Die gesundheitliche Prognose für jedes Gestationsalter wurde wissenschaftlich erforscht, ebenso wie die Wahrscheinlichkeit für Langzeitfolgen bei Babys, die vor oder während der Geburt unter Sauerstoffmangel litten. Allerdings handelt es sich auch hier wieder nur um statistische Werte. Jedes Kind ist einzigartig und seine Entwicklung hängt von so vielen Faktoren ab, dass Eltern sich meistens wohl oder übel in Geduld üben müssen.

Als Faustregel gilt: Je früher ein Baby geboren wurde und je kränker es war, desto größer ist die Wahrscheinlichkeit, dass mit Langzeitfolgen zu rechnen ist. Der Großteil aller Babys, die nach der 28. Gestationswoche geboren wurden, hat überhaupt nicht mit langfristigen Problemen zu kämpfen. Bei Babys, die vor der 25. Woche geboren wurden, sinkt die Überlebenswahrscheinlichkeit, dafür steigt das Risiko für Langzeitschäden.

Im ersten Lebensjahr wird das Alter Ihres Babys in Bezug auf das Gestationsalter korrigiert. Das heißt, wenn Ihr Baby zehn Wochen zu früh (also in der 30. Woche) geboren wurde und es nun zwölf Wochen alt ist, lautet sein korrigiertes Alter »40 plus 2 Wochen«. Diese Alterskorrektur berücksichtigt, dass Ihr Baby in seiner Entwicklung nicht einem zwölf Wochen alten Baby entspricht, sondern eher einem, das zwei Wochen alt ist. Wenn es gute Fortschritte macht, wird seine Entwicklung bald etwa der eines vier Wochen alten Babys entsprechen.

»Sie war die Kleinste auf der Station, aber heute liegt sie auf der 90. Perzentile! Ihr geht es super – sie ist fröhlich, clever und agil.«

Karolin, Mutter von Anna

Die Alterskorrektur wird auch beim Eintragen in die Wachstumsskala berücksichtigt. Viele Frühgeborene wachsen anfangs nur sehr langsam. Ihre Ernährung muss daher genau überwacht werden, weil davon auch das Wachstum des Gehirns und die gesamte langfristige Entwicklung abhängt.

Mit großer Wahrscheinlichkeit holen jedoch die meisten Frühgeborenen und SGA-Babys irgendwann auf und erreichen schließlich ihr volles Potenzial. Machen Sie sich nicht zu viel Sorgen.

Wachstumskurven Die Kurven rechts zeigen das erwartete Wachstum von gestillten Kindern (Flaschenkinder nehmen etwas schneller zu). Die Kurven werden als Perzentile bezeichnet. 96 % aller sich normal entwickelnden Kinder liegen zwischen der 2. und der 98. Perzentile. Jungen sind schwerer als Mädchen, daher gibt es zwei Kurven.

GEWICHT VON GESTILLTEN BABYS WÄHREND DES ERSTEN LEBENSJAHRES Jungen

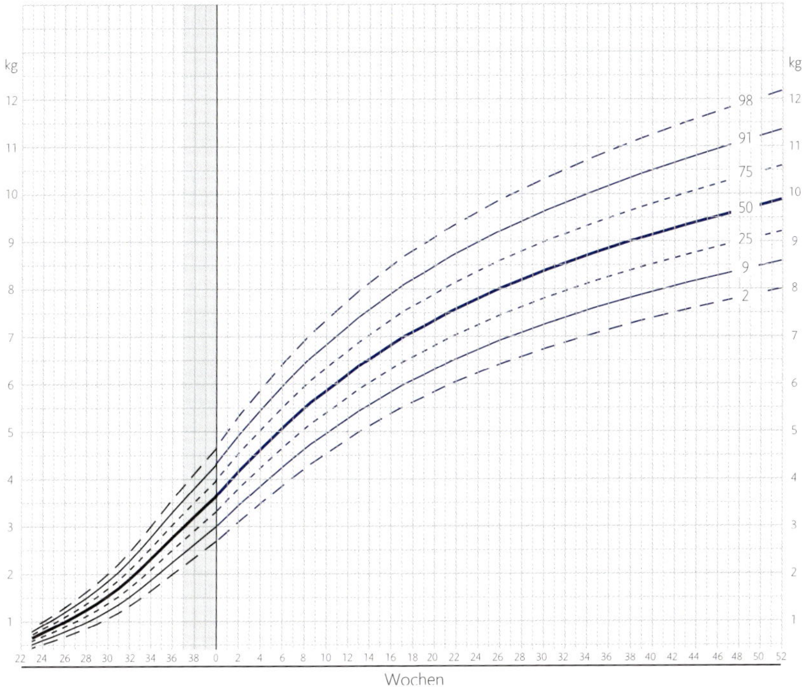

GEWICHT VON GESTILLTEN BABYS WÄHREND DES ERSTEN LEBENSJAHRES Mädchen

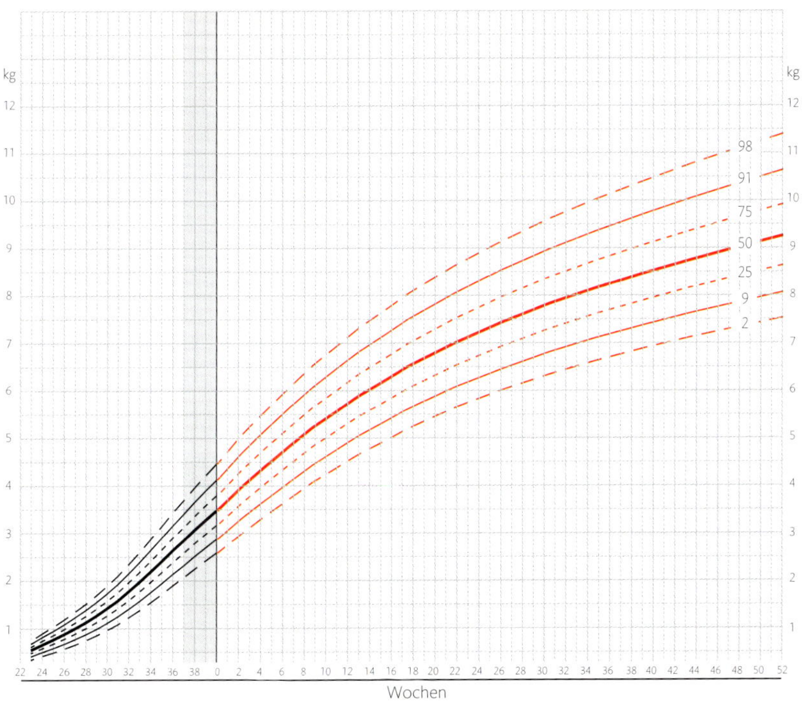

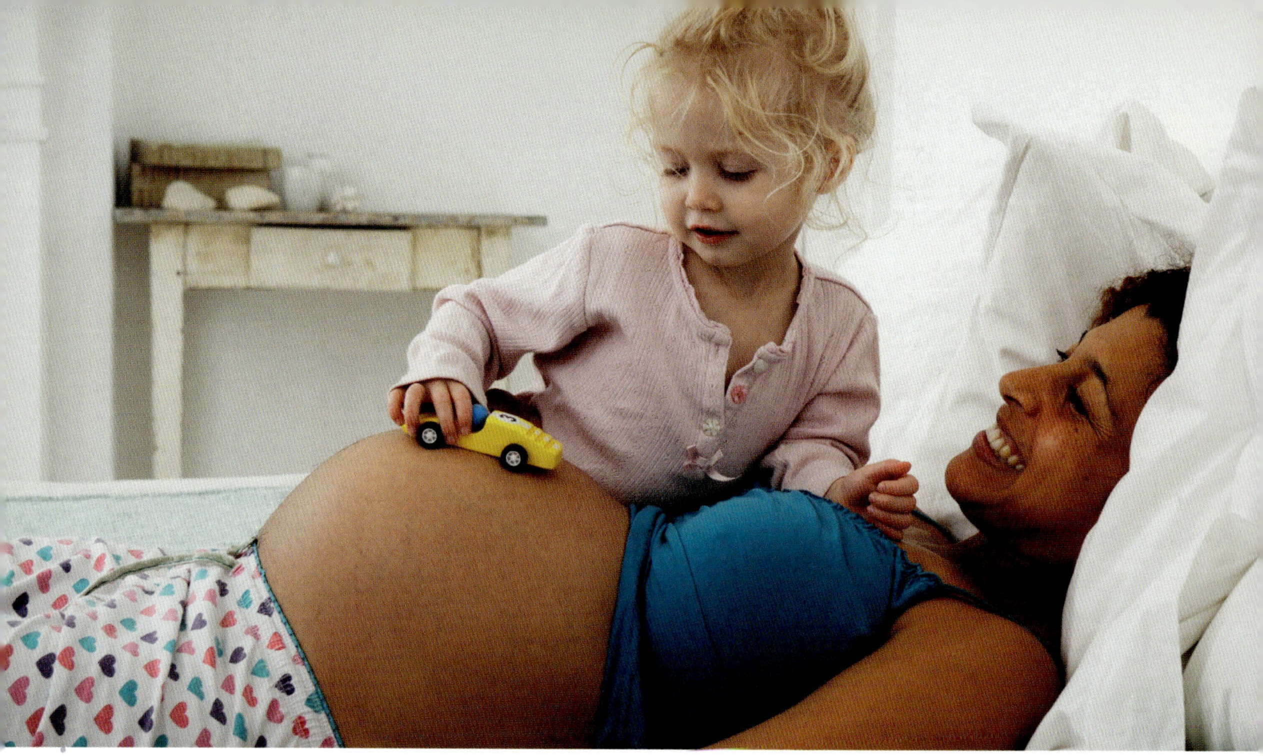

Wenn Ihr Kind älter wird

Im Rückblick auf die ersten Lebenswochen und -monate Ihres Kindes werden Sie erkennen, wie viel Sie als Familie schon gemeinsam geschafft haben. Jetzt ist es an der Zeit, zuversichtlich in die Zukunft zu sehen.

Das Wichtigste, was Sie als Eltern für Ihr Baby auf der Frühgeborenenstation tun können, ist, ihm Liebe, Zeit und Zuwendung zu schenken. Vielleicht fiel es Ihnen anfangs schwer, in der Klinik eine Bindung zu Ihrem Kind aufzubauen, und Sie möchten dies nun irgendwie zu Hause nachholen. Gemeinsam verbrachte Zeit mit Spielen, Sprechen und Kuscheln wird Ihrem Baby Geborgenheit vermitteln und ihm helfen, all seine Chancen zu nutzen.

Die weitere Entwicklung Falls Ihr Kind Probleme mit der Entwicklung oder dem Verhalten hat, kann es einen heilpädagogischen oder integrativen Kindergarten besuchen, in dem auf seine speziellen Bedürfnisse Rücksicht genommen wird.

Rückt die Zeit der Einschulung näher, wird Sie das Kindergartenteam über Schulen mit besonderen Fördermöglichkeiten für Ihr Kind informieren, falls dies für Ihr Kind als notwendig erachtet wird. Viele Frühgeborene holen jedoch in der Kindergartenzeit alle Rückstände auf und besuchen dann eine ganz normale Grundschule.

Ihr Familienleben Je mehr Zeit Sie mit Ihrem Kind verbringen – entweder allein oder mit Freunden und Vewandten –, desto besser wird es gedeihen und sich entwickeln.

Ihr Kind wird aber nicht darunter leiden, wenn Sie und Ihr Partner berufstätig sind, so lange sich jemand um es kümmert, dem es vertraut. Es wird

Ein spezielles Band Nach der Ungewissheit der ersten Tage haben Sie alle viel nachzuholen. Vielleicht ziehen Sie sogar eine neue Schwangerschaft in Betracht.

auch von dem Kontakt zu anderen Kindern in einer Tagesstätte oder einem Kindergarten profitieren. Wenn Sie Ihr Kind zu Hause betreuen, sollten Sie sich nach einer geeigneten Spielgruppe umsehen. Ihr Kind wird dort viel Spaß haben und Sie können sich mit anderen Eltern austauschen.

Neben all der Zeit mit Ihrem Kind sollten Sie aber auch an sich selbst und Ihren Partner denken. Suchen Sie sich einen verlässlichen Babysitter und genießen Sie hin und wieder einen vertrauten Abend zu zweit.

Es ist sehr wichtig, dass Sie Ihr Familienleben so akzeptieren und genießen, wie es ist, ohne dabei an mögliche Spätfolgen der Frühgeburt zu denken, die vielleicht irgendwann bei Ihrem Kind auftreten könnten. Konzentrieren Sie sich lieber ganz auf die Gegenwart, anstatt sich mit düsteren Zukunftsgedanken zu quälen.

Wie wird die nächste Schwangerschaft verlaufen? Beim Gedanken an eine erneute Schwangerschaft werden Sie sich vermutlich fragen, ob auch das nächste Baby zu früh zur Welt kommen wird und Sie all die Sorgen erneut durchleben müssen. Wenn es einen Grund für die verfrühten Wehen gab, etwa Bluthochdruck oder eine Plazentablösung, kann der Arzt Ihnen darüber Auskunft geben, ob es Möglichkeiten gibt, eine weitere Frühgeburt zu verhindern. Gab es keinen eindeutigen Grund, stehen die Chancen gut, dass Ihr nächstes Baby termingerecht geboren wird.

Vielleicht beruhigt es Sie auch zu wissen, dass Ihr Arzt oder Ihre Hebamme Ihnen sicher vorschlagen werden, während Ihrer nächsten Schwangerschaft häufiger zur Schwangerenvorsorge zu kommen, damit Sie sich keine unnötigen Sorgen machen.

MEINE GESCHICHTE

Sara erzählt ...

» Lina geht es prima. Sie hatte zunächst eine bronchopulmonale Dysplasie, aber jetzt ist alles gut.

Wenn sie mit vier oder fünf Jahren einen Schnupfen bekam, hielt er ewig an, und wenn er vorbei war, hustete sie noch einen Monat lang. Ihre Lungen waren wegen der künstlichen Beatmung und der langen Sauerstoffzufuhr etwas schwach. Aber heute ist das alles vergessen. Nichts weist mehr darauf hin, dass sie eine Frühgeburt war.

Ihr geht es wirklich gut. Sie ist genauso groß, ja sogar größer als die meisten Mädchen in ihrer Klasse. Und sie ist auch sehr klug. Geistig war sie nie hinterher, nur körperlich musste sie etwas aufholen. Das hat sie geschafft! «

Sara, Mutter von Lina und Max

Spielen und Lernen Gemeinsames Spielen macht Spaß und vermittelt Geborgenheit. Es hilft Ihrem Kind, sich zu entwickeln und zu gedeihen.

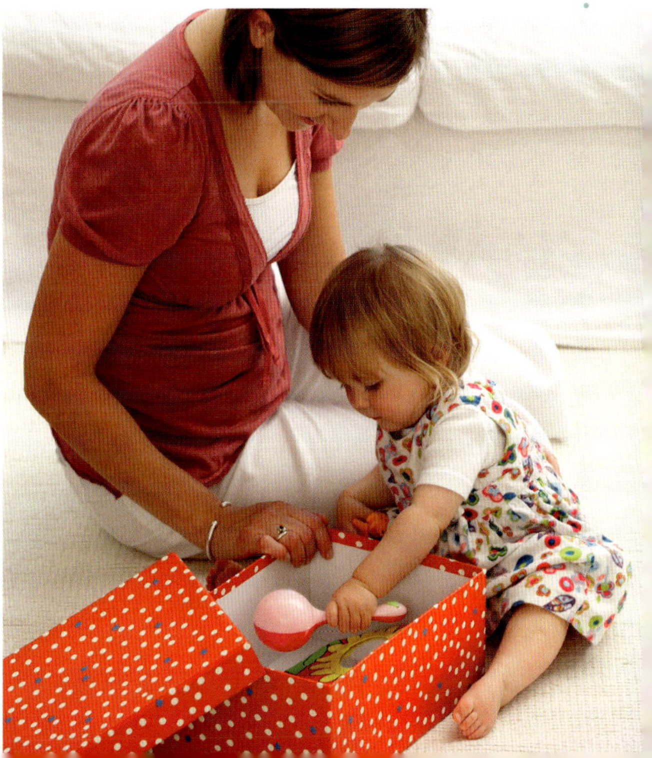

Die Familien in diesem Buch

Alle Zitate in diesem Buch stammen von Eltern, deren Kinder ebenfalls zu früh auf die Welt kamen. Sie haben ihre Geschichte erzählt, um Ihnen und anderen Eltern in ähnlichen Situationen Mut und Hoffnung zu machen.

Beim Schreiben dieses Buches hatten wir das Glück, mehrere Familien kennenzulernen, die bereit waren, offen mit uns über ihre Erfahrungen mit der Frühgeburt und der Zeit in der Klinik zu sprechen.

Manche der Babys in diesem Buch wurden in mehreren Kliniken behandelt, deshalb beziehen sich die Erzählungen ihrer Eltern auf verschiedene Frühgeborenenstationen.

Egal in welchem Land und in welcher Klinik Ihr Baby versorgt wird, die Ausstattung, Überwachung und Behandlung ist überall ähnlich. Der Stationsbetrieb und die staatlichen Gesundheitsleistungen können variieren, doch die Hingabe von Ärzten und Personal an ihre kleinen Patienten sowie die emotionale Verbundenheit mit den Eltern ist überall gleich.

Die Namen wurden geändert.

Elias, seine Mutter Claudia und sein Vater Daniel Elias ist heute sechs Jahre alt. Er wurde nach 23 Wochen und fünf Tagen geboren. Sein Zwillingsbruder Lukas starb leider bei der Geburt.

Die Ärzte gaben Elias eine einprozentige Überlebenschance. Er verbrachte siebeneinhalb Monate in der Klinik. Heute geht es ihm gut, obwohl er an Entwicklungsverzögerung und Autismus leidet.

Claudia sagt: » Wenn ich meinen Sohn anblicke, sehe ich ein wundervolles, einzigartiges Kind, das mein Leben zwar manchmal ungeheuer schwierig gemacht hat, doch auch mit ungeheuer großer Liebe und Freude erfüllt. Es ist eine echte Herausforderung, aber ich wusste vorher nicht, dass man zu einer derart tiefen Liebe fähig sein kann. «

Lina und Max, ihre Mutter Sara und ihr Vater Peter Lina, heute acht, wurde nach 26 Wochen geboren. Ihr Bruder Max, heute sechs, nach 25 Wochen.

Lina wog bei der Geburt nur 670 g, aber sie holte schnell auf und verließ die Klinik noch vor dem regulären Geburtstermin. Sie leidet unter keinerlei ernsten Langzeitfolgen. Max dagegen kämpft mit einer Zerebralparese. Ihm wurde vor Kurzem ein Shunt eingesetzt, durch den Gehirnflüssigkeit abfließen kann, und er macht exzellente Fortschritte.

Sara erzählt: » Viele Leute sagten zu mir, ich Ärmste hätte Schreckliches erlebt. Aber ich will kein Mitleid, denn ich habe einen erstaunlichen, wunderschönen und großartigen Sohn. Dasselbe gilt auch für seine Schwester. Sie bedeutet ihm alles, die beiden verstehen sich so gut. «

Jonas, seine Mutter Jenny und sein Vater Frank Jonas wurde nach 28 Wochen geboren. Frank und Jenny wussten, dass er früher zur Welt kommen würde. Aber sie wussten nicht, dass er mit einem Geburtsgewicht von 730 g mehrere Monate lang um sein Leben kämpfen würde. Er hatte eine Hernien-OP, von der er sich nun zu Hause erholt. Um mit dem Stress besser umgehen zu können, startete Jonas' Vater einen Blog, der über 50 000 Leser hat.

Frank sagt: » Wir brachten Jonas an seinem regulären Geburtstermin nach Hause. Es war ein magischer Tag. Der schönste meines Lebens. «

Noah, **seine Mutter Laura und sein Vater Kevin** Noah wurde nach 27 Wochen geboren und verbrachte zehn Wochen in der Klinik. Sein älterer Bruder Tim ist drei Jahre alt. Sein Bruder Jason wurde nach 23 Wochen geboren und verstarb leider kurz danach. Noah verließ die Klinik kurz nach Beendigung des Buches und gedeiht zu Hause prächtig.

Laura erinnert sich: » Wir werden unser Baby Jason nie vergessen. Es vergeht kein Tag, an dem mein Mann und ich nicht an ihn denken. Ich bin froh, dass wir danach nicht aufgegeben haben, denn sonst hätten wir heute nicht unsere wunderbaren Söhne Tim und Noah. «

Anna, ihre Mutter Karolin und ihr Vater Jan Anna wurde nach 31 Wochen geboren. Ihr älterer Bruder ist sechs Jahre alt. Nach Annas verfrühter Geburt bekam Karolin eine schwere postnatale Depression. Doch sie schaffte es, sich die Hilfe und Behandlung zu holen, die sie brauchte. Anna dagegen hatte keine größeren Probleme.

Karolin erzählt: » Anna ist fit und fröhlich. Ich kann mich auch nicht im geringsten beklagen, was unsere Behandlung in der Klinik angeht. Man ließ uns wirklich viel Fürsorge angedeihen. «

Leo, seine Mutter Julia und sein Vater Tom Leo wurde nach 23 Wochen und drei Tagen geboren. Julias Fruchtblase platzte viel zu früh und die Ärzte kämpften um Leos Leben. Nach vielen Höhen und Tiefen durfte er endlich nach Hause, kurz nachdem Tom uns seine Erlebnisse für dieses Buch geschildert hatte.

Tom sagt: » Eine Frühgeburt ist wohl mit das Schlimmste, was einem im Leben passieren kann, aber sie weckt auch neue Seiten in einem. Mein Vater sagte zu mir ›Behandle deinen Sohn wie eine Blume. Kümmere dich darum und genieße den Duft und wie sie aussieht, aber denke nicht an die Blumen von anderen Leuten.‹ Das blieb bei mir hängen. Wenn die Leute mir ihr Bedauern wegen meines Sohnes ausdrücken, denke ich, was redet ihr denn da? Mein Baby lebt doch und wir sind glücklich zusammen! «

Samuel und Leo, ihre Mutter Sophie und ihr Vater Christian Die Zwillinge Samuel und Leo wurden nach 26 Wochen geboren. Samuel ging es von Anfang an gut, aber Leo hatte schwer zu kämpfen. Samuel durfte drei Wochen vor dem Geburtstermin nach Hause, Leo folgte ihm nicht lange darauf.

Sophie berichtet: » Ich erinnere mich an Momente in der Klinik, in denen ich eine Verbindung zu ihnen herstellte. Einmal wusch ich Samuels Gesicht und er sah mir direkt in die Augen. Das hat mich fast umgehauen. Leo konnte ich lange Zeit nicht halten, weil es ihm so schlecht ging, aber dafür erleben wir beide jetzt zu Hause unsere besonderen gemeinsamen Momente. «

Fabian, seine Mutter Anja und sein Vater Sven Fabian, heute vier, wurde nach 31 Wochen geboren. Sein älterer Bruder ist zehn Jahre alt. Fabian kam wegen einer supraventrikulären Tachykardie zu früh auf die Welt. Nach anfänglicher Zitterpartie ist er heute gesund und gedeiht prächtig.

Anja sagt: » In der Klinik hielt ich immer Fabians Kopf und Füße, damit er merkte, dass ich da war. Noch heute möchte er, wenn er neben mir liegt, dass ich seine Füße halte, oder er legt seinen Fuß auf mein Bein. Es ist ein großer Trost zu wissen, dass er mich damals spürte, auch wenn ich ihn nicht halten konnte. «

Sven sagt: » Anfangs wollte ich nur wissen, ob mit ihm alles okay ist. Arzt und Klinikpersonal verwendeten im Gespräch immer sehr viele medizinische Fachausdrücke, aber die blieben bei mir nicht hängen. Alles, was ich damals wissen wollte war, ob er in Ordnung ist. «

Glossar

In der Klinik werden Sie viele unbekannte Fachausdrücke hören. Falls Sie einen davon in diesem Glossar nicht finden oder genauer erklärt haben möchten, wird Ihnen das Personal auf der Station gerne weiterhelfen.

Anämie
Sogenannte »Blutarmut«. Sie tritt auf, wenn die Hämoglobinkonzentration im Blut erniedrigt und dadurch der Sauerstofftransport durch das Blut beeinträchtigt ist.

Apnoe
Eine mehr oder weniger lange Atempause bis hin zum Atemstillstand.

Atemnotsyndrom des Neugeborenen (IRDS)
Erkrankung Frühgeborener, die sich u. a. durch beschleunigte Atmung und niedrige Sauerstoffsättigung des Bluts bemerkbar macht. Ursache ist oft ein Mangel an ***Surfactant***. Da das Syndrom auch durch eine Lungenentzündung ausgelöst werden kann, erhalten alle Babys mit IRDS Antibiotika.

Blutgasanalyse
Mengenmäßige Bestimmung des Gehalts an Sauerstoff, Kohlendioxid und des pH-Wertes im Blut.

Bradykardie
Ein zu langsamer Herzschlag.

CPAP (Continuous Positive Airway Pressure)
Eine Beatmungsmethode, bei der bei Aus- und Einatmung der Atemwegsdruck erhöht wird. Das verhindert ein Kollabieren der Lunge und unterstützt das Baby beim Atmen.

Echokardiografie
Ultraschalluntersuchung des Herzens.

Elektroenzephalografie (EEG)
Messung der Gehirnaktivität eines Babys, wenn angenommen wird, dass es Krampfanfälle hat.

Endotrachealtubus, Trachealtubus
Ein Plastikschlauch, der über Mund oder Nase in die Luftröhre (Trachea) des Babys eingeführt und an ein Beatmungsgerät angeschlossen wird.

Enterale Ernährung
Ernährung über einen Schlauch (Sonde), der über Nase oder Mund in den Verdauungstrakt führt, wenn das Baby noch nicht saugen kann.

Fontanelle
Weiche Stellen oben am Kopf des Babys, die sich erst mit etwa einem Jahr schließen. Hier grenzen die Schädelknochen noch nicht fest aneinander an.

Frühgeborenen-Retinopathie
Eine gestörte Blutgefäßentwicklung im Auge, die schlimmstenfalls zu Netzhautablösung und Erblindung führen kann. Daher ist es wichtig, sie rechtzeitig zu erkennen und mit Laser zu behandeln.

Hämorrhagie
Einblutung aus Adern oder Venen in das umliegende Gewebe.

Herzgeräusche
Geräusche des Blutflusses im Herzen, die durch das Stethoskop zu hören sind. Herzgeräusche sind meistens harmlos. Bei Frühgeborenen ist oft ein sogenannter ***persistierender Ductus arteriosus*** die Ursache für typische Herzgeräusche. Mittels Echokardiografie wird festgestellt, ob die Geräusche unbedenklich sind oder nicht.

Hydrozephalus (Wasserkopf)
Eine Erweiterung der Hirnkammern (Ventrikel). Sie entsteht, wenn der Abfluss der ***Hirn-Rückenmark-Flüssigkeit*** blockiert ist, sodass sich die Ventrikel ausdehnen. Falls dabei zu viel Druck auf das Gehirn ausgeübt wird, kann eine Operation erforderlich sein.

Hypoglykämie
Eine Verminderung des Blutzuckerspiegels unter die Normalwerte.

Hypoxämie
Verminderter Sauerstoffgehalt im arteriellen Blut des Babys.

Hypoxisch-ischämische Enzephalopathie (HIE)
Eine Hirnschädigung infolge mangelhafter Sauerstoffzufuhr vor oder während der Geburt. Sie kann leicht, mittelmäßig oder schwer ausgeprägt sein. Im letzten Fall wird das Baby eventuell einer Kältetherapie unterzogen, um den Stoffwechsel im Gehirn herabzu-

setzen und dadurch weitere Schäden zu vermeiden. In leichten Fällen ist die Schädigung nur vorübergehend, in schweren Fällen dauerhaft.

Ikterus
Gelbsucht tritt bei frühgeborenen und auch bei termingerecht geborenen Babys häufig auf. Die Gelbfärbung von Augen und Haut entsteht durch einen erhöhten Bilirubinspiegel im Blut. Bilirubin ist eine Substanz, die von der Leber beim Abbau der roten Blutkörperchen produziert wird. Bei Neugeborenen wird es manchmal nicht ausreichend ausgeschieden.

Intrauterine Wachstumsretardierung
Eine vorgeburtliche Entwicklungsstörung, die dazu führt, dass das Baby für sein Gestationsalter zu klein und/oder zu leicht geboren wird (Mangelgeborenes, SGA-Baby).

Intravenöse Infusion
Flüssigkeit, die dem Baby über eine Vene zugeführt wird, um es mit Wasser, Zucker und oft auch mit Kochsalz und Kalium zu versorgen.

Intraventrikuläre Hämorrhagie
Eine Einblutung in die Hirnventrikel (mit Hirnwasser gefüllte Kammern).

Intubation
Bei diesem Vorgang wird ein Tubus (Schlauch) in die Luftröhre des Babys eingeführt, um es künstlich zu beatmen. Normalerweise wird das Baby dazu sediert, nur im Notfall wird ohne Beruhigungsmittel intubiert.

Kongenital
Von Geburt an, angeboren.

Korrigiertes Gestationsalter
Das Alter eines Frühgeborenen wird dem eines termingerechten Babys angepasst. Eine durchschnittliche Schwangerschaft dauert 40 Wochen. Wenn das Baby also schon nach 30 Wochen geboren wurde und nun zwölf Wochen alt ist, ist sein korrigiertes Gestationsalter »40 + 2 Wochen«.

Kranialer Ultraschall
Eine Ultraschalluntersuchung durch die große *Fontanelle*, eine weiche Stelle oben am Kopf des Babys.

Künstliche Beatmung
Eine Maschine (Beatmungsgerät) übernimmt für das Baby das Atmen, wenn es zu früh geboren wurde oder zu krank ist, um allein zu atmen. Dabei wird Luft über einen *Endotrachealtubus* direkt in die Lunge geführt.

Lumbalpunktion
Eine Methode, um eine kleine Menge Gehirn-Rückenmark-Flüssigkeit zu gewinnen, die dann auf *Meningitis* untersucht wird. Sie wird oft bei Babys mit erhöhter Temperatur oder Unwohlsein durchgeführt, weil eine Meningitis schwer auszuschließen ist. Eine Punktion erfolgt auch bei Hydrozephalus, um überschüssige Gehirn-Rückenmark-Flüssigkeit abzulassen.

Mekonium (Kindspech)
Der pechartige erste Stuhl des Babys.

Meningitis
Eine ernste Entzündung der Hirnhäute oder der Rückenmarkshäute.

Nabelvenenkatheter
Ein langer, flexibler Schlauch aus Silikonkautschuk, der in eine Nabelvene eingeführt wird. Auf diese Weise kann Blut entnommen oder der Blutdruck des Babys überwacht werden. Es können auch Flüssigkeit und Medikamente zugeführt werden.

Nekrotisierende Enterokolitis (NEC)
Eine sehr ernste Erkrankung mancher Frühgeborener, bei der sich der Darm entzündet und perforiert werden kann.

Ödem
Umgrenzte oder diffuse Schwellung aufgrund übermäßiger Flüssigkeitsansammlung im Gewebe.

Parenterale Ernährung
Ernährung unter Umgehung des Magen-Darm-Trakts direkt über das Blut. Kranke oder frühgeborene Babys, die keine Milch zu sich nehmen können, erhalten so spezielle Flüssigkeiten, die sie mit Eiweißen, Kohlehydraten, Salz und Fett versorgen.

Persistierender Ductus arteriosus
Vor der Geburt fließt das Blut durch ein winziges Blutgefäß an den Lungen vorbei, das die Aorta (Hauptschlagader) mit der Lungenarterie verbindet. Diese Verbindung, der Ductus arteriosus, verschließt sich kurz nach der Geburt, damit das Blut nun durch die Lungen zirkulieren und Sauerstoff aufnehmen kann. Bei Frühgeborenen bleibt er häufig noch eine Zeit lang offen und wird dann als persistierender Ductus arteriosus bezeichnet. Falls es dadurch zu Problemen kommt, wird er medikamentös oder durch einen kleinen Eingriff verschlossen.

Pneumothorax
Luftansammlung in der Brusthöhle, wenn Luft aus der Lunge in den Raum

zwischen Lunge und Brustkorbinnenwand gerät. Schlimmstenfalls kollabiert die Lunge und ein Tubus muss eingeführt werden, damit sie sich wieder ausdehnen kann. Weniger schwere Fälle müssen nicht behandelt werden. Ein Pneumothorax tritt bei künstlich beatmeten Babys häufiger auf als bei Babys, die keine Hilfe beim Atmen benötigen.

Pulmonale Hämorraghie
Einblutung in die Lunge, die je nach Stärke lebensbedrohlich sein kann.

Sepsis
Eine Allgemeininfektion durch Krankheitserreger wie Viren oder Bakterien.

Septikämie
Blutvergiftung, Allgemeininfektion mit dem Auftreten von Krankheitserregern und ihren Giftstoffen im Blut.

Stickstoffmonoxid
Ein Gas, mit dem Probleme wie eine mangelhafte Durchblutung der Lunge behandelt werden.

Surfactant
Eine kurz vor der termingerechten Geburt in den Lungen produzierte Substanz. Bei Frühgeborenen führt ein Mangel an Surfactant zum Atemnotsyndrom. Seit einiger Zeit kann Surfactant künstlich hergestellt und den Babys kurz nach der Geburt über einen *Endotrachealtubus* verabreicht werden. Dadurch verbessert sich die Lungenfunktion erheblich und das Baby ist leichter zu beatmen.

Tachykardie
Zu schnelle Herzfrequenz.

Zentralvenöser Katheter (ZVK)
Ein dünner und flexibler Schlauch aus Silikonkautschuk, der durch eine Vene fast bis zum Herzen geschoben wird, um das Baby *parenteral* zu ernähren.

Zerebrospinalflüssigkeit
Gehirn-Rückenmark-Flüssigkeit. Eine wasserklare Flüssigkeit, die in Gehirn und Rückenmark zirkuliert.

Adressen

ADHS
Alles rund um Hyperaktivität
www.adhs.info
+49 (0) 221 4780

Autismus
www.autisten-kinder.de

Babymassage
www.dgbm.de
+49 (0) 781 9702822

Das Fruhgeborene Kind
Dachverband der Elterninitiativen und Fördervereine für Frühgeborene und kranke Neugeborene
www.fruehgeborene.de
+49 (0) 1805 875877

Down-Syndrom
www.down-syndrom.org
+49 (0) 521 442998

Frühchen München
www.fruehchen-muenchen.de
+49 (0) 89 53295613

Kindergesundheit
Informationen, Rat und Hilfe der Bundeszentrale für gesundheitliche Aufklärung rund um die Gesundheit von Kindern und Jugendlichen
www.kindergesundheit-info.de
+49 (0) 221 89920

La Leche Liga
Stillberatung
www.lalecheliga.de
+49 (0) 2241 1453996
www.lalecheliga.at
+43 (0) 650 7023121
www.lalecheliga.ch
(Telefonnummern der Schweizer Stillberatung nach Kantonen auf der Homepage)

Nakos
Kontakt- und Informationsstelle für Selbsthilfegruppen
www.nakos.de
+49 (0) 30 31018960

Schatten und Licht Krise nach der Geburt e.V.
www.schatten-und-licht.de
+49 (0) 8293 965864

SIDS (Plötzlicher Kindstod)
www.sids.de
+49 (0) 511 8386202
www.sids.at

Verwaiste Eltern
www.veid.de
+49 (0) 341 9468884

Zwillinge
www.twins.de
+49 (0) 8191 966739

Eltern
Online-Portal der Zeitschrift
www.eltern.de

Register

Dank

Dank des Autors

Ein großes Dankeschön an **Sally Watkin**, die alle Interviews mit den Eltern geführt hat. Vielen Dank auch an die Lektorinnen Andrea Bagg und Lizzie Yeates für ihre Geduld und an Vanessa Davies für die Fotos. Ein Dankeschön geht auch an Peggy Vance, Saskia Janssen, Dawn Henderson, Anne Fisher und das DK-Team.

Wir danken auch folgenden Personen für ihren unschätzbaren Beitrag zu diesem Buch: **Cher Johnston,** Krankenschwester mit Spezialgebiet Psychologie und Kinderkrankenpflege; **Jo Wong**, Oberschwester, Starlight Neonatal Unit; **Karina Wyles**, Krankenschwester und Schulungsleiterin mit Spezialgebiet Neonatologie; **Margaret Jacobs**, Hausdame, Starlight Neonatal Unit; **Bernadette Henderson**, Physiotherapeutin; **Panchali Shah**, Physiotherapeutin; **Betty Hutcheon**, Ergotherapeutin; **Andrew Maddick**, Osteopath; **Mandy Lovett**, Fachkraft für Babymassage; **Silvia Konig**, Neonatologin; sowie dem gesamten restlichen Personal der Starlight Neonatal Unit und anderen befreundeten Spezialisten und Kollegen, die uns mit Rat und Tat zur Seite standen.

Ein Dank an alle Familien, die ihre Erfahrungen und Erlebnisse mit uns teilten, unsere Fragen beantworteten und uns erlaubt haben, sie zu fotografieren. Ohne euch hätten wir es nicht geschafft!

Dank des Herausgebers

DK dankt allen Eltern, deren Babys in diesem Buch zu sehen sind, für die Erlaubnis, sie und ihre Babys zu fotografieren und die Fotos abzudrucken.

Ein Dank an **Claire Cross** für das Lektorat, **Marie Lorimer** für das Register und **Charlotte Johnson** für die Fotorecherche.

Bildnachweis

Der Verlag dankt folgenden Personen für die freundliche Genehmigung zum Abdruck ihrer Bilder:

(Abkürzungen: o-oben; u-unten; m-Mitte; l-links; r-rechts; go-ganz oben)

1 Getty Images: Science Photo Library (m). **2 Science Photo Library:** Mark Thomas (m). **7 Science Photo Library:** John Thys / Reporters (m). **16 Getty Images:** Science Photo Library (ul). **22 Corbis:** Bernd Vogel (m). **24 Getty Images:** Science Photo Library (mu). **26 Getty Images:** ERproductions Ltd. (mo). **30 Science Photo Library:** Penny Tweedie (ul). **46 Alamy Images:** Science Photo Library (m). **48 Getty Images:** Science Photo Library (mo). **54 Science Photo Library:** AJ Photo (ul). **84 Corbis:** Ruth Jenkinson / Science Photo Library (m). **87 Science Photo Library:** Mark Thomas (gur). **110 Mother & Baby Picture Library:** Ian Hooton (mro)

Wachstumskurven: Angepasste Version der Wachstumskurven der Child Growth Foundation, London

Cover: *Vorn:* **Dreamstime.com:** Vividpixels; *Hinten:* **Alamy Images:** Science Photo Library (m); *Rücken:* **Dreamstime.com:** Vividpixels